救急現場活動シリーズ ⑤

リーダーシップと救急隊長の役割

監修 安田 康晴
広島国際大学保健医療学部教授

著者 竹井 豊
広島国際大学保健医療学部准教授

へるす出版

監修にあたって

　「実年者は、今どきの若い者などということを絶対に言うな。なぜなら、我々実年者が若かった時に同じことを言われたはずだ。今どきの若者は全くしょうがない、年長者に対して礼儀を知らぬ、道で会っても挨拶もしない、いったい日本はどうなるのだ、などと言われたものだ。その若者が、こうして年をとったまでだ。だから、実年者は若者が何をしたか、などと言うな。何ができるか、とその可能性を発見してやってくれ」旧日本軍連合艦隊司令長官、山本五十六の名言の1つである。

　昨今、団塊の世代の大量退職に伴う組織の若年化やゆとり教育、SNSなどの普及による職場でのコミュニケーション不足等々、さまざまな要因によって、部下教育がなかなか思うようにいかないと聞く。救急現場活動では、国が『救急業務に携わる職員の生涯教育の指針Ver.1』、さらに指導的立場の救急救命士（指導救命士）の制度を提示し効果的な救急教育体制の構築を目指している。しかし、その指導者養成のカリキュラムやテキストは総論であり、指導の各論まで示されていないと感じている。

　山本五十六の「何ができるか、とその可能性を発見してやってくれ」の言葉の裏にはその可能性を導き出し、上司としてしっかりと部下を指導すべし、との意が込められているように感じている。指導救命士という体制が構築されつつあるとはいえ、結局のところ組織における部下教育に尽きると考える。

　このような状況の中、本書は救急現場活動教育で具体的に何をどのように行うべきかという視点で構成されている。筆者の竹井豊先生は20年余の救急現場活動経験の中で、組織で上司からさまざまな教育を受け、また自らは大学院修士課程、博士課程を経て大学教員となった貴重な経験をもつ救急救命士である。本書はこのような経験をもとに、彼自身が受けてきた、また行ってきた部下教育について自らの経験を踏まえ、救急現場活動の教育に必要な事項を理論的にまとめてもらった。

　教育は人間という"生もの"を相手に行っている。十人十色というように、指導側も指導される側もさまざまな性格や受け方があり、なかなかうまくいかないものである。しかし、引き出しの中に多くの理論（知識）や技能を持ち、それらを時と場面にあわせ使い分けていくことが、効果的な部下教育につながるものと考えている。また、コラムでは今でも役に立ちそうな、半世紀以上も前から同じような思いで部下教育にあたってきた先人たちの言葉などを紹介した。先に述べた「今どきの若い者は…」と言いきることは、結局部下教育を放棄したと言っているようなものである。どの世界でも部下を育てるということは良くも悪くもその結果が自分自身に跳ね返ってくると思っている。より良い救急現場活動のための救急隊員教育に、本書が少しでもお役に立てば幸いである。

平成28年6月吉日
広島国際大学保健医療学部
医療技術学科救急救命学専攻
教　授　安田　康晴

目 次

はじめに ───────────────────────────── 1

I マネジメントとリーダーシップ ─────────── 2
A. マネジメント　2
1. マネジメントとは　2
2. マネジメントに分類される具体例　2

B. リーダーシップ　4
1. リーダーシップとは　4
2. リーダーシップの重要性　4

C. 状況にあわせた方法論　5
1. 対　象　5
2. 状　況　6

II リーダーシップの発揮 ────────────────── 8
A. プロセス　8
1. 働きかけ　8
2. 気持ちの変化　9
3. 自発的行動　9

B. 「ついて行く」に値する隊長の資質　11
1. 人間性　11
2. 知識・技能　11
3. 一貫性　11

C. 「ついて行く」に値すると認識させるための具体策　13
1. 人間性　13
2. 知識・技能　14
3. 「ブレない」一貫性　15

III 救急現場活動におけるリーダーシップ ─────── 16
A. 救急隊長の役割　16
1. 隊の士気を高め統率する　16
2. 隊員の活動を監視する　16
3. 隊員を支援する　17

4. 訓練・指導する　　*17*
　　　5. 理解を促す　　*18*
　　　6. 救急現場活動を包括的にみる　　*19*
　B. 救急隊員の役割　*20*
　　　1. 役割分担についての理解　　*20*
　　　2. 与えられた役割を責任もって遂行する心構え　　*20*
　　　3. 資格範囲で認められたスキルの習熟　　*20*
　　　4. 各種プロトコールへの精通　　*21*
　C. 救急現場活動で心掛けること　*22*
　　　1. 双方向型コミュニケーション　　*22*
　　　2. 指示を出すタイミングと口調　　*22*
　　　3. 役割分担　　*23*

Ⅳ　隊員の育成　　*24*

　A. 能力開発の3本の柱　*24*
　B. OJTの重要性と推進体制　*26*
　　　1. OJTとは　　*26*
　　　2. OJTのメリットと意義　　*26*
　　　3. OJTの推進体制　　*26*
　C. OJTを推進するための4つの段階　*28*
　　　1. 第1段階：隊員育成のニーズの把握　　*28*
　　　2. 第2段階：目標と方針の設定　　*28*
　　　3. 第3段階：OJTの実施　　*28*
　　　4. 第4段階：振り返り　　*29*
　D. OJTの実践方法　*31*
　　　1. OJTの前提　　*31*
　　　2. 具体的手法　　*32*
　E. OJTをより効果的に進める方策　*38*
　　　1. 隊員の経験にあわせたOJT　　*38*
　　　2. 隊員の個性にあわせたOJT　　*39*

V 惨事ストレスへの対応 — 42
A. 惨事ストレスとは　42
1. 惨事ストレスを引き起こすような原因や引き起こしやすい状況　42
2. 惨事ストレス反応の過程　42
3. 主な症状と心身への影響　43

B. 隊長による働きかけ　45
1. デフュージング　45
2. デブリーフィング　45
3. 隊員への働きかけのルール　47

おわりに — 48

付録　ケーススタディ — 49
状況1：はじめての救急隊長　50
状況2：新米隊員の育成　52
状況3：中堅隊員の育成　54
状況4：救急現場活動　56
状況5：惨事ストレス　58

はじめに

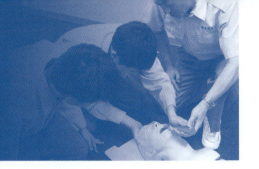

　リーダーシップについての図書は数多く、消防職員向けにも出版されている。しかし、これらのリーダーシップとは、指導者としての地位・任務・能力・資質・指導力のことであると定義づけているものや、職員の人事やリスク管理などのマネジメントの一部ととらえているものなどさまざまである。このようにリーダーシップの定義は研究者の間においても微妙に異なっているのである。

　救急隊は隊を統率するリーダー（隊長）を中心に集団が規律をもって行動をとるが、隊が一丸となって活動するためには目にはみえない隊長の統率力や隊員の士気といったものが非常に重要になってくる。そこで本書では隊長の統率力や隊員の士気に着目し、リーダーシップを「個人の心に直接働きかけて、知識を与え、教え導くこと、さらに動機づけによって個人や組織を動かす方法論」と定義づけた。そのうえで筆者の21年にわたる消防職員時代の救急現場活動経験をもとに、救急隊の見地から、リーダーシップと隊長に求められる役割について、わかりやすく著した。

　本書の構成としてまず第1章では、マネジメントとリーダーシップの違いについて、それぞれの力が発揮される状況を対比させながら記した。第2章ではリーダーシップを発揮するためのプロセスや必要な要素についてを第3章では実際の救急活動においてリーダーシップが発揮される場面についてを記した。第4章では隊長の役割のうち、隊員の育成について特にリーダーシップの有無が大きく影響するOJTにおける隊長の役割に焦点をあてた。最後に第5章では、隊を率いる隊長にとって大切な隊員のメンタル管理の側面から惨事ストレスへの対応について記した。

　本書が現隊長、そしてこれから隊長になる消防職員の皆様にとって少しでも参考となれば幸いである。

I マネジメントとリーダーシップ

　マネジメントとリーダーシップは違う。リーダーシップを理解するためにはマネジメントとリーダーシップの違いを理解しておかなくてはならない。まずは、分隊を動かすための2つの方法論である「マネジメント」と「リーダーシップ」について概説する。

A．マネジメント

1．マネジメントとは
　マネジメントとは、消防組織法や服務規程といった規則によって救急隊員や救急隊自体を管理・統制しようとする方法論である。
　通常3人の隊員が集まる救急隊は、何の規律や統制もなく、ただ出動のために集められただけの隊員ではない。救急隊はその活動において迅速に現場に到着し、傷病者を観察し、応急・救命処置を施し、傷病者を医療機関に搬送、社会復帰に導くという共通の目的をもっている。その目的を救急隊が達成するためには、各隊員が合理的に行動できるかどうかが問われる。隊員一人ひとりが、個々に良かれと思うことをやりたいように行っていれば、いくら共通の目的をもっていたとしても隊全体としては非常に効率の悪い活動になってしまう。
　個人の集まりが消防組織の一救急分隊として機能するために関係法令や服務規程、救急活動プロトコールなどは必要不可欠であり、個人の集まりを合理的に動かしていくためにはマネジメントというやり方は、有効な方法論である。

2．マネジメントに分類される具体例
　マネジメントにおいては、法令や服務規程、救急活動プロトコールなどに沿って指示と管理が行われるため、救急隊は決められた手順によって救急現場活動を遂行させることができる。したがって、マネジメントが良く機能していれば階級社会の消防組織において、たとえ誰が救急隊長になったとしても、救急隊の活動様式や業務遂行のあり方にそれほど大きな差ができることはないといえる。
　マネジメントによって行動しなければならない具体例として、消防職員は新規に採用されたときに、地方公務員法第31条に基づき服務の宣誓をしなければならない。そして宣誓では、職務に就く前に任命権者に対し、消防職員宣誓規程により示された職員の服務の宣誓書を朗読し、これに署名をする。
　マネジメントによって隊員が組織のルールや規則に従い、上司である隊長の指示や命令によって行動する根拠は、このときの「契約」にあるといっても過言ではない。
　日常の業務遂行におけるマネジメントとは、例えば隊員がルールと規則を遵守し、隊長の指示・命令に従って行動しているかどうかを観察・評価し、逸脱あるいは不十分な要素が認められれば強制力をもって訓練や研修を行い、矯正することである。こうした強制力を担保しているのも前述の契約が根拠となっている。

~宣誓書~（例）

　私は、日本国憲法および法令を尊重し、条例、規則、規程及び命令を忠実に遵守するとともに、消防の目的及び任務を深く自覚し、その規約が消防職務に優先して従うことを要求する団体または組織に加入せず、全体の奉仕者として誠実かつ公正に消防職務の遂行に当たることを誓います。

　　平成　　年　　月　　　　　　氏名　　　　　　　㊞

宣誓書の一例

※コラム：リスクマネージメント

　リスクマネージメントとは、産業界で用いられた経営管理手法で、「危険管理」「危機管理」等と解されているが明確な定義はない。一般的には「事故を未然に防ぐことや発生した事故を速やかに処理することによって、組織の損害を最少にくいとめる」と位置付けられている。

　リスクを回避するためには事故を未然に防ぐことが求められる。しかし、人間である以上必ずミスは起こり得る。いわゆるヒューマンエラーである。

　1929年米国の損害保険会社に勤務していたハーバート・ウィリアム・ハインリッヒは労働災害5,000件余りを統計学的に調査した結果、1件の重大事故の背後には29件の軽傷事故が起こっており、その背後には300件もの「ヒヤリ・ハット」が起きていたことを報告した。かの有名なハインリッヒの法則である。

　ハインリッヒの法則によっても示されているとおり、リスクを回避するためには、人間に任せる完璧な対応策はないといった観点に基づいた対策が必要であり、防止対策として「情報収集と分析」、その結果に基づく「対策立案」、それを伝達周知する「フィードバック」、さらに実施後の「評価」と評価に基づき再発防止策を講じるという一連のサイクルの構築が必要である。

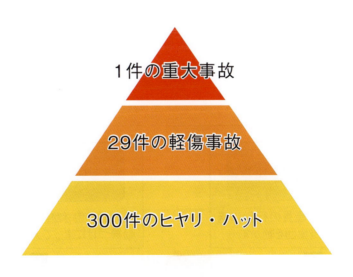

ハインリッヒの法則

B. リーダーシップ

1. リーダーシップとは

　リーダーシップとは各隊員の心に直接働きかけて、知識を与え、教え導くこと、さらに動機づけによって各隊員や隊全体を動かす方法論である[1]。つまり、各隊員は関係法令や服務規程、救急活動プロトコールに従って行動を決められるだけではなく、隊長の意向に沿うように自らが自発的に行動するということである。したがって、隊長が必要なことを的確に意思決定することができれば、救急活動プロトコールだけでは対応に苦慮する事案やこれまでの経験では想定できなかった特殊な事案であったとしても、隊全体は合理的かつ柔軟に活動することが可能となる。しかも、知識を与え、導くこと、さらに動機づけによる行動は各隊員の自発的意思であり、モチベーションレベルも高くなる。自分の上司であるからという理由で隊長の管理下において服務規程や救急活動プロトコールに縛られた行動は、"やらされている感"での活動となる。高いモチベーションをもって自発的に行動することと比して、どちらが効率的であるかは明らかである。

2. リーダーシップの重要性

　最近の救急現場活動は個々の考えに基づく活動より、救急活動プロトコールに従っての活動が多くなってきている。救急活動プロトコールに従った活動には、医学的根拠に基づく一定の活動基準をもつことによる普遍的な活動が実施できるというメリットがある。救急活動プロトコールに従って活動する限り救急隊による医療の質は一定のレベルで担保されるので、通常大きな問題が発生する可能性は少ない。しかし、救急隊の活動内容は日々複雑化している。例えば従来心肺機能停止状態の重度傷病者を対象としていた特定行為が、2014（平成26）年の処置拡大により心肺機能停止状態前の傷病者に対する輸液やブドウ糖溶液の投与が認められたことなど、これまで以上に傷病者の病態を推測し、迅速かつ的確な活動を求められるようになったといえる。そのため前述のように救急現場活動はプロトコールで定められてはいるものの、これだけでは十分とはいえない状況が発生し得る。このような状況において、隊長は各隊員の自発性や複雑な活動に対しての柔軟な対応が求められる。

　救急活動プロトコールや何かのルールを定めた時点では想定していなかった事案やこれまで経験したことのない救急現場活動に対して柔軟に対応していくためには、マネジメントだけではなく、隊長のリーダーシップがより一層必要とされる。

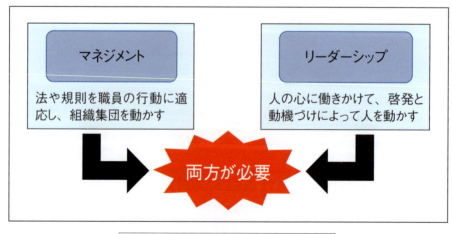

組織（集団）を動かす2つの方法論

C. 状況にあわせた方法論

1. 対象

（1）マネジメントの対象

　マネジメントを行使するのは消防組織であり、その対象は組織にいる職員全員ということになる。職員一人ひとりに対して法令や服務規程などを適応し、そのとおりに行動させようとするのは、上位の階級・役職をもつ職員、いわゆる上司である。この場合その上司の個人的意図によって法令や服務規程などを適応・運用しているわけではない。その上司もまた組織の仕組みと役割に則ってマネジメントを行っているのである。したがって、消防組織の仕組み自体がマネジメントそのものであり、それを行使するのは消防組織そのものということになる。

（2）リーダーシップの対象

　ある隊員が隊長の言動や人間性に感銘を受けて、その隊長の意向に沿った形で自発的に行動しようとする状態、それこそがリーダーシップが発揮されている状態である。この状態は、法令や服務規程などが隊員を動かしているのではなく、上司である隊長の個人的な要素によって隊員が動く。よって、リーダーシップを行使するのは、リーダーである隊長自身であり、その対象者は隊員である。つまりその隊長が率いる救急隊の中で、リーダーである隊長と隊員の一人ひとりに生じる人間関係によって、リーダーシップは発揮される。そのためリーダーシップが有効となるのは１人かもしれないし、２人かもしれない。もしかすると誰１人として有効ではないかもしれない。この点に、マネジメントとリーダーシップの大きな違いがある。

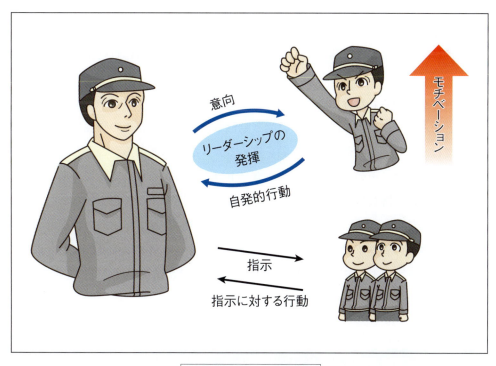

リーダーシップの発揮

2. 状況

（1）マネジメントの力が発揮される状況

　たとえ救急救命士の資格を有する隊長や隊員であったとしても、そのスキルの内容や個人の性格、価値観はさまざまであることは言うまでもない。こうしたさまざまな背景をもつ職員が複雑な救急業務を行う場合には、組織のルールや救急活動プロトコールを定めることで、隊全体の動きに効率性を与えることが可能となる。マネジメントによってどの隊員が何をどのようにすればよいかが明確に示されることとなり、隊全体の活動を規律正しく効率的に行うことが可能となる。また、マネジメントには再現性というメリットがあり、隊長は隊員がルールや救急活動プロトコールどおりに活動しているかを管理すればよいので、プロトコールに従った事前の訓練ができていれば、誰が隊長となってもほとんど同じように活動することができる。そのため隊長の役割を担うことができる候補者の可能性は相対的に大きく、隊活動を行っていくうえでの人員配置の選択度はきわめて大きくなるといえる。

　組織のルールや救急活動プロトコールは、標準的な状況・事案と標準的な人員を想定して定められているため、マネジメントがうまくあてはまるのは通常の状態での標準的な活動、または予め想定された範囲内の活動に向いていることになる。

（2）リーダーシップの力が発揮される状況

　救急現場活動では、プロトコールなどでは対応できない事案が発生することも少なくない。プロトコールとしてマニュアル化できない事案、例えば、小児・高齢者・リピーターなどへのコミュニケーション、関係者への配慮などでは、標準的な活動に対して合理的・効率的に対処するためのルールやプロトコールが非合理的に働いてしまい、傷病者が不利益を被る結果となってしまうことがある。つまり想定を超えた事案に対しては、マネジメントによる隊活動では、個別のルールやプロトコールを遵守すること自体が目的化してしまい、隊活動の目的に対する合理性に基づいて個人が独自に判断し、独自に行動することが制約されてしまうおそれがある。

　一方リーダーシップが発揮された隊活動では、隊長の力と姿勢によってはルールやプロトコールを超えた柔軟な対応が可能となる。隊長による隊員への啓発と動機づけによって、この隊長に従おうと自発的に考えている隊員にとっては、隊長の意向が自分の行動を決める大きな要素となる。こうした隊長がリーダーシップを発揮している隊活動では、その隊長がルールやプロトコールに定められていない事項を遂行しようとする意思決定や行動をとれば、隊員はそれに同調し、隊長に対して協力的な行動をとることになる。このように隊員が隊長に従って柔軟に行動するようになることが、リーダーシップの第一の特徴である。マネジメントによって上司である隊長の管理下でルールやプロトコールに従った活動は受動的になりがちになるのに対して、隊長のリーダーシップによって隊員が動機づけられた活動は、隊員が自発的に意欲をもって行動する。

それぞれのメリット

マネジメントによるメリット	リーダーシップによるメリット
●業務内容を把握しやすい ●普遍性がある ●再現性がある ●効率性がある	●自発性がある ●主体性がある ●柔軟な対応が可能

Point !

※マネジメントとリーダーシップの違いを理解する。

※コラム：ボスとリーダーの違い

　1909年3月15日に開業し、英国で2番目に大きいセルフリッジズ店舗の創業者でイギリスの百貨店王と言われた、H・ゴードン・セルフリッジはBOSSとLEADERの違いを的確に表している（下表）。消防職員は災害に対応するため、時にはボスにもならなければならないと思う。真のリーダーとしての資質が問われたとき、この違いを思い出してほしい。

ボス（BOSS）	リーダー（LEADER）
●部下を駆り立てる	●部下を指導する
●権威を切望する	●好意を期待する
●恐怖をかきたてる	●情熱を生み出す
●『私』と言う	●『私たち』と言う
●時間どおりに来いという	●自ら時間前にやってくる
●失敗の責任を追及する	●失敗の後始末をする
●やり方を知っている	●やり方を教える
●仕事を苦役に変える	●ゲームに変える
●『やれ』と命じる	●『さあやろう』と言う

〔参考文献〕
1）波頭　亮：リーダーシップ構造論；リーダーシップ発現のしくみと開発の体系．産業能率大学出版部，東京，2008．

II リーダーシップの発揮

　前章ではマネジメントとリーダーシップを比較しながらリーダーシップの定義について述べた。本章ではリーダーシップが発揮されるまでの一連のプロセスとそのメカニズム、そしてリーダーシップを発揮するための具体策について詳述する。

A. プロセス

　リーダーシップが発揮されるためには、隊長からの隊員に対する言動や働きかけにより、隊員の隊長に対する気持ちに変化が生じ、「この隊長について行こう」という感情が芽生える。その気持ちの変化によって隊員自らが何らかの行動をとるというプロセスが必要である。

　リーダーシップが発揮されるプロセスは「働きかけ」「心理的変化」「自発的行動」の3つの段階に分けることができる。すなわち、隊長から隊員への働きかけが行われ、その働きかけによって隊員に心理的変化が生じ、隊長について行こうという意思が発生する。その結果、隊員は隊長に自発的についていくという行動をとる。この状態こそが「リーダーシップが発揮されている状態」なのである。

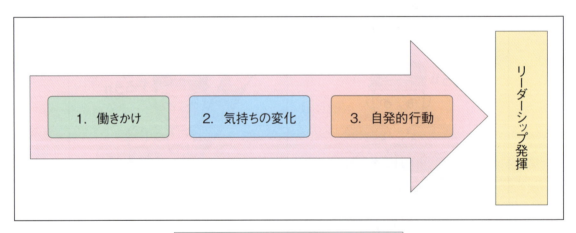

リーダーシップが発揮されるプロセス

1. 働きかけ

　隊長がリーダーシップを発揮するためには、まず隊員に対する働きかけを行わなければならない。そのために隊長と隊員間のコミュニケーションの機会、すなわち交流の機会が必要となる。働きかけとは、隊長が隊員の日常業務や救急現場活動への意欲を促進させるために、言葉をかけたり態度で示したりすることである。隊長個人のもつコミュニケーション技能の程度によって隊員への働きかけは、短い時間で済むことがあれば、長い時間を要することもある。わずかな時間しか接することができない隊員に対してコミュニケーション技能が十分ではないにもかかわらず働きかけをすると、かえって逆効果になることもある。

　コミュニケーションは言葉を使ってお互いの感情や意思を伝える言語コミュニケーションとアイコンタクトや身振り手振りで伝える非言語コミュニケーションに大きく分類することができる。人によって隊長の働

きかけが有効となるまでの時間に差が生じるのは、隊長の伝えようとしていることに隊員がいかに共感できるかが大きな要因となる。例えば訓練の時間内で、隊長の伝えようとすることが隊員に伝わらなければ、その時間内で隊員の気持ちの変化が生じることはない。隊長が一方的に押し付けるような伝え方では、かえって隊員の疑問が増えるばかりで気持ちの変化（意欲）は低下する可能性がある。そのためコミュニケーションでは隊員自身の体験に即して想像できるように言葉や身振り手振りを交えて、いかにわかりやすく示すかということを常に考えておく必要がある。

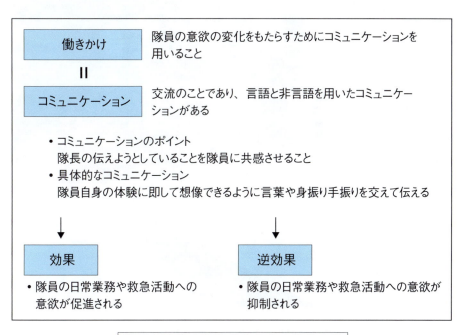

隊員の意欲の変化をもたらす働きかけ

2．気持ちの変化

　隊長による働きかけにより隊員が「この隊長について行こう！」と思わなければ隊長はリーダーシップを発揮することはできない。すなわち隊長は隊員に「ついて行くに値する隊長である」と認識させる必要がある。そのため隊長には、ついて行くに値する資質をもっていて、さらにその資質を認識させるという技能も持ち合わせていることが要求される。この資質と技能については後述する。

　隊長の働きかけによる隊員に気持ちの変化を推察する手段として、隊員の表情・声のトーン・態度など、見た目から察知できる情報がある。隊員の気持ちの変化を察知する能力を養うために、勤務のはじめに隊員の体調や心理状態を感じ取るということに心掛けて、気づいたことを隊員に伝えるということを重ねることが大切である。

3．自発的行動

　リーダーシップの発揮は、先の2つのプロセスを経て隊員自らが隊長の意向に沿って自発的に行動したかによって決まる。そのために、隊員が自発的に行動に出る機会（裁量）が与えられていることが前提となる。働きかけにより隊員の気持ちに変化が現れたことを察知したならば、次に隊員が何らかの自発的行動にでられるような機会を作るように心掛ける必要がある。隊長の働きかけにより、隊員に変化が生じているにもかかわらず、例えば訓練において、訓練立案から事後検討まですべて隊長の裁量で行い、隊員がまったく意見を述べることができなければ隊員が自発的な行動に出る機会はなく、結果リーダーシップが発揮されること

はない。そのため隊長が訓練を立案したときでも一度隊員に内容を確認させ、ほかに行いたい訓練はないかなど隊員から意見を求め、受け入れられる内容については訓練に取り入れていくなど自発的行動を受け入れる環境を整える必要がある。事後検討においても隊長が隊員よりも先に評価をしてしまうと、そのあとに意見を述べることができなくなることもあるので先に隊員からみた活動の評価を求めるほうがよいであろう。

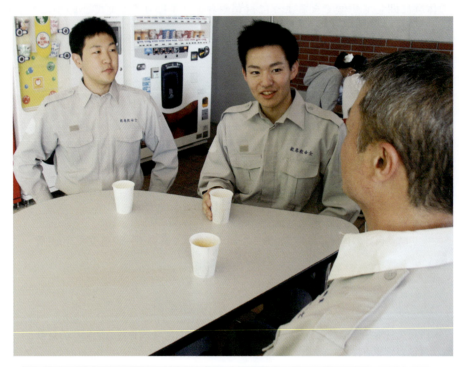

隊長の働きかけは隊員の気持ちの変化を促し、自発的行動へとつなげる

Point !
※リーダーシップが発揮されるプロセスを理解する。

B.「ついて行く」に値する隊長の資質

1．人間性
　リーダーシップを発揮するためには隊長が「ついて行く」に値する人間性をもっている必要がある。人間は喜怒哀楽という感情をもち、その感情をコントロールすることができる。人間性を高めるためには感情に任せて隊員を叱責する、陰口や悪口をいう、嘘をつくなどといった行動をしないように普段から心掛けておく必要がある。

2．知識・技能
　しかし、いくら人間性が優れていても、知識が浅く、現場活動でよく戸惑っていたりすると、「ついて行く」に値するとは認識されない。リーダーシップを発揮するためには「ついて行く」に値する人間性だけではなく能力も持ち合わせる必要がある。隊長の能力としては、救急隊の一員としてのスキルが実施できることに加え、状況を正しく認識し分析するための幅広い知識も必要となる。社会的な一般常識や消防業務全般に関する知識、救急事案を適切に理解するために必要な医学的知識、さらにマネジメントの知識も備わっていなければならない。リーダーシップを発揮するためには日々自己研鑽をしていく必要がある。

　さて、消防では、たいていの場合1年間は同じ隊で活動することとなる。この期間にわたる隊長のさまざまな言動に対し隊員は隊長に対する評価を蓄積し、そのうえで信頼が構築され、人間的にも能力的にも、ついて行くに値する隊長であるという判断に至る。

3．一貫性
　このような信頼を得るためには「ブレない」一貫性をもった隊長であることも重要となる。例えば隊長が自隊には訓練が必要であるから「勤務はじめに継続して訓練を実施して行こう」と隊員と約束したにもかかわらず、いざ訓練の時間になると「他の業務で忙しいから今回は中止する」などと「ブレる」ことがあれば隊員からの信頼を失いかねない。特に人の上に立つ隊長は普段からその時々で態度を変えない、どんな人にも同じ姿勢・接し方を保つなどといったことに心掛けなければならない。

> *Point !*
> ※リーダーシップを発揮するために必要な3つの要素を理解する。

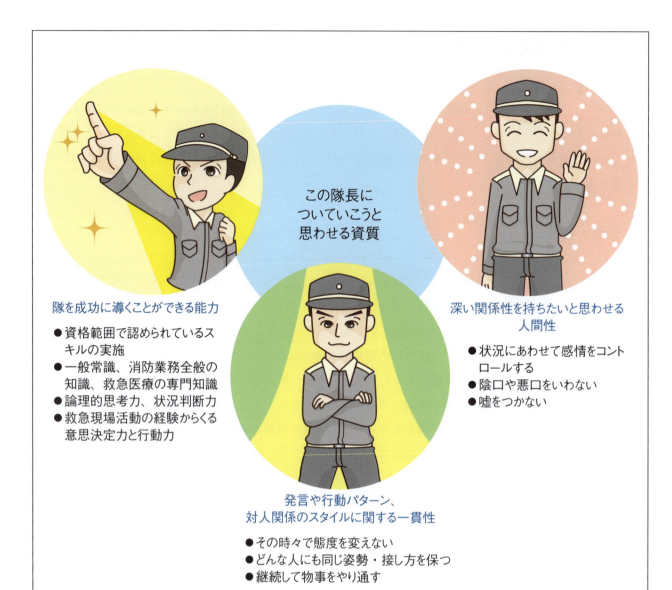

隊長の資質にかかわる3要素

C.「ついて行く」に値すると認識させるための具体策

　リーダーシップを発揮するためには、相手側の隊員に「ついて行こう」と認識させなければならない。では、どうすれば隊員に認識させることができるだろうか。人間性が優れていて技能もある、しかも「ブレる」ことがない。このような完璧な人間を探すのはなかなか難しい。しかし、自分自身がまだそこに達していなくても、隊員が「ついて行く」に値すると認識しさえすれば良いということを知っておこう。波頭は、自分に不足しているリーダーシップを発揮するために必要な3つの要素を補うために演出と表現が有効であるとしている[1]。もちろん自己研鑽を怠らないことが大前提であるが、自身の人間性・性格を変えるのは容易なことではない。

　そこで本項ではリーダーシップの発揮に必要な要素をどのように強化・習得し、どのように振る舞い・アピールしていけばよいのかについて述べていく。

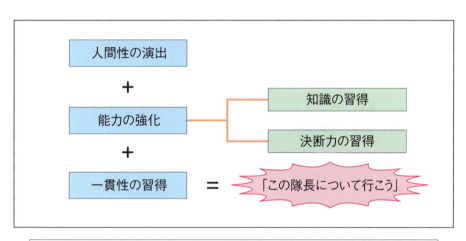

リーダーシップを認識させるために強化・習得・演出・表現すること

1．人間性

　人間性・性格を変えるのは容易ではない。現在に至るまでのさまざまな環境、経験などで少しずつ形成されてきた人間性・性格は個々に異なり、人間関係において相性が存在する。相性が悪い人と仲良くできない人が多い。また相性というよりは、そもそも人に従うこと自体快く思っていない隊員もいるかもしれない。しかし、業務において好き嫌いなどと言ってはいられない。特に人の命に携わる救急隊では、隊員との相性が悪くても隊長がリーダーシップを発揮して隊が一丸となって傷病者の生命を救う使命がある。

　隊員に「ついて行こう」と思われるためには、まず、隊員が隊長に対してどのような人間性を求めているのかを知ることが肝要である。自身が目標とする隊長、あるいは他の隊長をみて、その隊長の日ごろのどういう発言や行動がリーダーとしてふさわしいと感じるのか、感じないのかを分析したり、隊員間で意見交換をするなど、リーダーたる隊長の人間性をより具体的に把握する。次に自分が考える隊員が自身に求めるリーダーたる人間性に沿うように意識して演じ、隊長が変わったという印象を隊員に効果的に印象づける。いきなりすべてを行動に移す必要はなく、可能なことからはじめていけばよい。これを繰り返すことにより隊員の隊長に対する認識は変わっていく。また自然と自身にも隊長たる人間性が身に付いて行く。

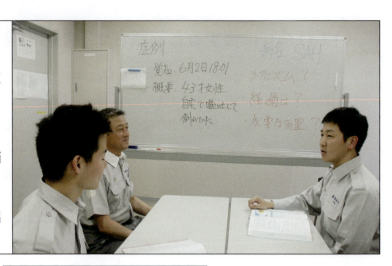

体系的な整理の一例（事例検討）

2. 知識・技能

　知識・技能については演出不可能である。知識が浅いにもかかわらず、知っているように振る舞うと「あの隊長は知ったかぶりだ」とかえって信頼を失ってしまう。知識・技術を高めるためには救急現場活動の経験の積み重ねに加え、さまざまな本を読み、勉強会などに参加し、常に知識を広げ深めていく姿勢が必要となる。

　例えば、日ごろの救急症例もただ記録としてため込むだけでは、知識として蓄積しない。「その症例では傷病者はどのようなメカニズムで疾患・外傷を負ったのか」「その疾患・外傷では医学的にどのような経過をたどり、どのような処置を施さなければならないのか」「今回の活動ではどのように評価し、どのような処置を行ったのか」「それは適切であったのか」「何ができていて何が欠けていたのか」「欠けていたものを補うためには何をすればよいのか」など、体系的に整理しておく必要がある。また整理したものを症例検討として毎回勤務に行うことも有効である。隊員に説明したり発表するためには知識の整理が必要となる。説明をしてみて自分の頭が整理できていないことに気づくこともある。しかし、大切なことは頭で整理して、それを説明してもう一度整理する、これらを繰り返していく過程である。これらの積み重ねが自身の知識を成熟させていくことになる。

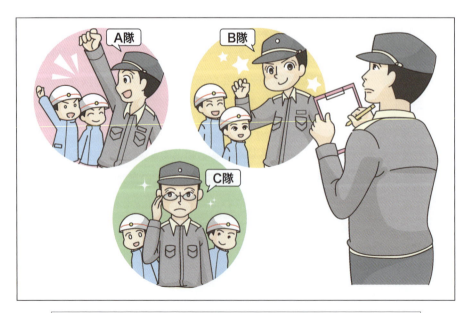

隊員が隊長に対してどのような人間性を求めているのかを知る

3.「ブレない」一貫性

　救急現場活動においては困難な環境・一刻を争う場面が数多くある。傷病者を移動させた後に観察や処置を行ったほうが良いのか、救急車内へ収容した後に薬剤投与を行ったほうが良いのかなど複数の選択肢に対しても、瞬時に判断する必要がある。現場において、判断の迷いや隊員に任せることは隊長が「ブレ」ていることとなり、隊の士気が低下する。

　瞬時に判断する資質は、度量や器などといわれるものである。この度量や器はリーダーシップ研修などで強化したり習得したりすることはきわめて困難である。毎回の救急現場活動でのさまざまな困難な事案に対して、果敢に乗り越えようとする精神が必要であり、これを乗り越えようとする、もしくは乗り越えた経験を積み重ねることが重要である。吉野は、一皮むける経験、修羅場経験こそリーダーへの成長の機会であるとしている[2]。まさに困難きわめる救急現場活動を乗り越える経験の積み重ねにより本当のリーダーたる隊長に成長していく。

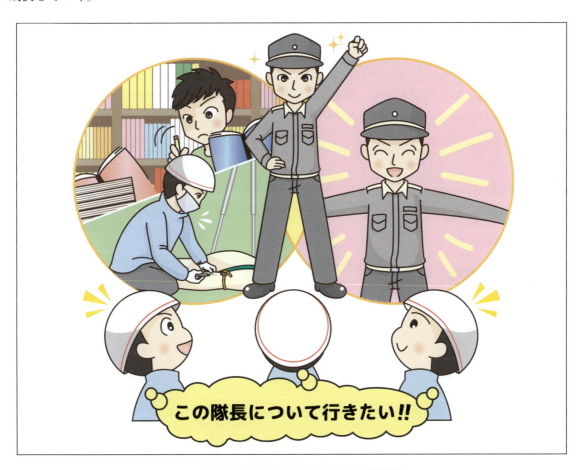

「ついて行く」に値する隊長になる

Point！
※リーダーシップを認識させるために必要な要素を強化、習得、演出・表現する方法を理解する。

〔参考文献〕
1）波頭　亮：リーダーシップ構造論：リーダーシップ発現のしくみと開発の体系．産業能率大学出版部，東京，2008．
2）吉野庸一，リクルートワークス研究所編：リーダーになる極意．PHP研究所，東京，2005．

III 救急現場活動におけるリーダーシップ

　救急現場活動を完結させるためには、救急隊員だけではなく、消防隊員や救助隊員と協働して活動を実施していく必要がある。例えば心肺機能停止事案においては、3名の救急隊員（あるいは4名）が、消防隊や救助隊と連携して活動することがある。このような連携活動において、お互いの役割を理解し合い連携することで、より円滑（合理的）な救急現場活動が可能となる。連携活動を伴う現場やプロトコールとしてマニュアル化されていない事案では、マネジメントによる行動ばかりではなく、隊長の強いリーダーシップによる合理的・効果的な行動が要求される（第1章参照）。救急現場で合理的・効果的な活動を行うためには、全隊員が救急の知識・技能を有しているだけではなく、コミュニケーション力や団体行動力も備えている必要がある。

　ACLS（Advanced Cardiovascular Life Support：二次救命処置）プロバイダーマニュアル（米国心臓協会ガイドライン2010準拠）では、院内蘇生に参加するメンバーの役割として、チームリーダーにはグループの統率、チームメンバーの監視と支援、訓練指導や患者治療を包括的にみるなどの役割のほか、チームメンバーには役割分担についての理解、蘇生技能の習熟や各アルゴリズムへの精通などが求められるとしている[1]。救急現場活動においても、チームリーダーとしての隊長と隊員が合理的・効果的な活動を行うために、お互いの役割を理解し合う必要がある。本章ではリーダーシップ発揮の観点から、隊長と隊員、それぞれの役割と重要性について述べる。

A. 救急隊長の役割

1. 隊の士気を高め統率する

　どのような隊にも、チームを統率するリーダーが必要である。統率という言葉の意味を辞書で調べると、「多くの人々をまとめて率いること」となっている。隊長は、それぞれの隊員の行動を1つにまとめ活動しなければならない。

　経験の浅い隊員は指令内容を聞いてから救急車内で現場まで向かっている間、不安な気持ちを感じている可能性がある。現場到着までの間、できるだけ落ち着いた口調で活動方針について簡単に打ち合わせを行うとよい。「よし訓練どおりに活動しよう。○○隊員、役割分担は先ほど言ったとおりだ。ベストを尽くして活動しよう！　何かトラブルなどあれば言ってくれ。何としても救命するぞ！」などと隊員を鼓舞し、士気を高めておくことが有効である。

　士気とは、戦いに臨む兵士の意気込みなどの意味で使われる言葉であるが、救急隊でも同様に、救急現場活動に臨む隊員の意気込みと置き換えることができる。隊を統率する隊長は常に隊員の士気に注意を払う必要がある。隊長が隊員を鼓舞することで隊の士気は高まり、隊長の自信なげな態度や言動は士気を下げる。隊長は常に隊員の士気が下がっていないか注意を払い、場合によっては鼓舞し、隊を統率する必要がある。

2. 隊員の活動を監視する

　隊長は、すべての活動が適切な時期と方法によって実施されているかを絶えず監視しなければならない。

例えば心肺機能停止事案であれば、救急現場到着後、各隊員に胸骨圧迫とバッグ・バルブ・マスクによる人工呼吸を指示し、救急救命士である隊長ならば隊長自身が医師から指示を受けて薬剤投与の準備に入る。輸液ラインのよれや、静脈のうっ血、血液のバックフローの確認と並行して隊員がそれぞれの役割をこなしているか、動揺していないか注意を払わなければならない。隊員に対して罵声を浴びせたり、実施中の行為を遮ったりせず、できるだけ冷静に穏やかに指示する（見守る）ように心掛ける。

3．隊員を支援する

救急隊が事案を覚知してから、急いで救急車に乗り込むまでの間に各隊員の鼓動が速くなり、慌てていることもある。このような隊員に対しては、出動の時点からも支援が必要となる。現場到着までに、各隊員へ役割について確認し、注意事項を指示する。隊員が伝えなくてもわかっている事項であっても、毎回基本動作と役割分担を確認する。毎回同じテンポで進行させる理由は、不安を感じている隊員、慌てている隊員が普段どおりの調子を取り戻すための支援となり得るからでもある。

救急現場活動において、はじめて観察や処置を行う場合（例えば吸引操作の場合）、隊長は隊員の行う手技を支援する。緊張している様子であれば、そばで見守っていることを伝える。今、傷病者の口腔内のどの部分が視認できているのか、粘液はどの程度視認できるのか、など落ち着いて声掛けする。はじめての隊員が処置を行った後は、隊長自ら実施内容を確認し、確認内容を隊員にフィードバックする。

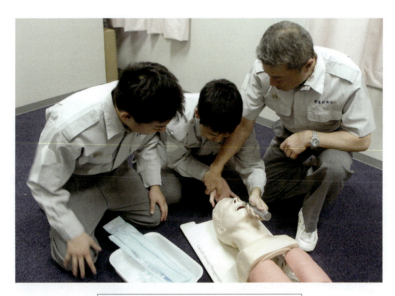

隊長は隊員の行う手技を支援する

4．訓練・指導する

救急現場活動において、吸引器や喉頭鏡の使用やその判断を含めた気道管理のすべてを委ねることができる隊員もいれば、バッグ・バルブ・マスクによる人工呼吸すら委ねることができない隊員もいる。

隊長は、訓練を通じて各隊員の技量を知るとともに、技量の高い隊員を育成しなければならない。隊員に対して、「あなたには気道確保のすべてを任せる。必要があれば喉頭鏡で喉頭確認もしてほしいので、そのつもりで訓練に取り組んでほしい」などと隊員を信頼し、可能な範囲の責任を負わせ、各隊員が目的意識、責任感をもった状態で訓練に臨ませる。

例えば心肺機能停止事案において、気道管理を担当する隊員、胸骨圧迫を担当する隊員など編成隊員の力量によって担当は異なるため、隊員個々の技量による役割分担について確認する。また隊員の技量を向上さ

せるために不十分と思われるスキルについて訓練を繰り返し行う。

毎回単調な訓練ととられがちであるが、重要であることは言うまでもない。

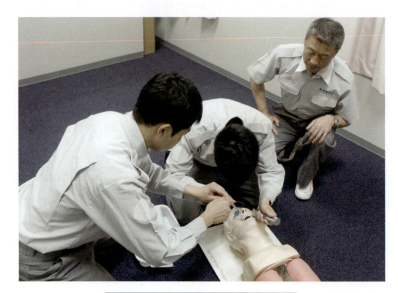

隊員の不十分な手技は訓練する

5．理解を促す

　観察や処置などの知識や技術を習得させるためには、まずなぜそれが必要であるかを理解させることが肝要である。救急現場活動では、傷病者を医療機関へ収容後から帰署までの間、または帰署後に、事案についての概要を速やかに各隊員へ伝えておく。「今回の症例では傷病者はどのようなメカニズムで疾患・外傷を負ったのか」「その疾患・外傷では医学的にどのような経過をたどり、どのような処置を施さなければならないのか」「今回の活動ではどのように評価しどのような処置を行ったのか」「それは適切であったのか否か」「何ができていて何が欠けていたのか」「欠けていたものを補うためには何をすればよいのか」など、体系的に整理して伝え、隊員への理解を促す。概要をすべて隊長が述べるのではなく、時には隊長が話の流れを整理しながら、隊員の発言を促し、主体的に理解を促進させる。

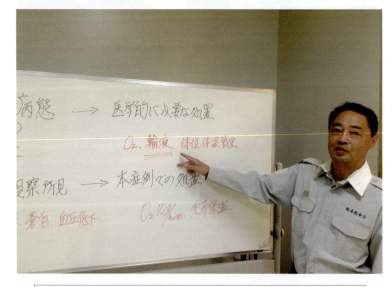

帰署後に出場した事案について体系的に整理して伝える

6．救急現場活動を包括的にみる

　事後検証において検証医や指導救急救命士に指摘される事項は、救急現場活動後に自身の頭を整理し考えれば当然の指摘であるはずなのに、活動中は多くのことを考えている余裕がなくできなかったということを経験する。その一因は救急現場活動において、隊長自身、救急処置をしながら隊員に指示を出したり関係者に状況聴取するなど、複数のタスクを同時に実行しているからである。

　院内の蘇生活動において、複数のタスクの実行を避けるため、蘇生チームのリーダーは治療自体には加わらない。リーダーは、患者治療を包括的にみるオーケストラの指揮者のような役割が求められるからである。救急現場活動においても、隊長は個々の処置にとらわれすぎることなく、傷病者の予後改善の観点から救急現場活動を包括的にみて各隊員に指示を与えなければならない。隊長が救急現場活動を包括的にみるための具体策として、4人目の隊員を乗車させることやPA連携により消防隊の協力を得ることでマンパワーを増やすことなどが有効である。

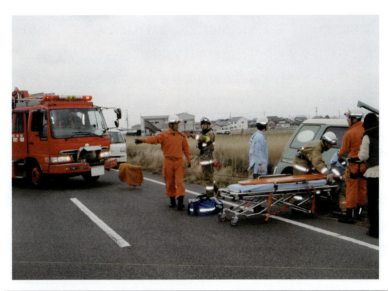

救急現場活動では傷病者の予後改善を考えて、判断・指示をする

Point !

※救急隊長の役割を理解する。
- 隊の士気を高め統率する
- 訓練・指導する
- 隊員の活動を監視する
- 理解を促す
- 隊員を支援する
- 救急活動を包括的にみる

B. 救急隊員の役割

1．役割分担についての理解

　「前の隊長とはやり方が違う」「救命士によってやり方が異なるから統一してほしい」などといった意見を耳にすることがある。活動方針の大まかな柱については統一することは可能であるが、すべての救急隊で役割分担まで統一することは、隊員個々の知識や技量が異なるため、困難である。隊長は隊員個々の技量など総合的にみて、どの隊員にどこまで任せてよいか判断して役割分担を決め、隊員にはなぜその役割分担で活動するのかを理解させておく必要がある。

2．与えられた役割を責任もって遂行する心構え

　救急現場活動中、隊長が常に他の隊員に気を配っていなければならないのであれば、隊全体の活動レベルの低下を招くことは必至である。たとえ経験の浅い隊員であっても、重要な救急隊の一員であることは変わらない。個々の役割を確実に遂行できるように訓練に励まなければならないことの理解を促す。一方で、1人の安易な行動が傷病者に不利益を与えたり、他の隊員を危険にさらしたりすることも十分考えられる。各隊員が与えられた役割を責任もって遂行することの重要性を理解させるが、与えられた役割が隊員自身の技量を超えていると感じる可能性がある場合などはその旨を、隊長に伝える機会を与える必要がある。

3．資格範囲で認められたスキルの習熟

　救急救命士の資格をもたない隊員でも、喉頭鏡やマギール鉗子、経鼻エアウエイなどの応急処置に加え、救急救命士が行う、気管挿管や薬剤投与などの救急救命処置の補助のスキルの習得が必要とされる。救急現場活動では、救急救命士の処置は救急救命士に任せておけばよいという認識ではなく、救急救命処置の補助も必要であるという認識のもと、訓練を積む必要がある。これらのスキル習得が円滑な救命活動につながり、傷病者の利益となることは言うまでもない。

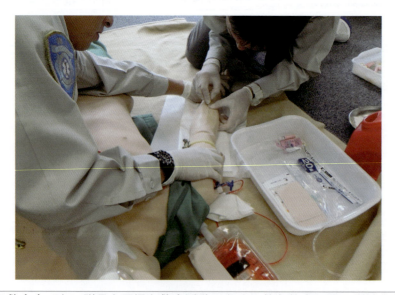

救急救命士でない隊員も円滑な救命活動のために救急救命処置の訓練を行う

4．各種プロトコールへの精通

　気管挿管の操作手順や薬剤投与までの手順などプロトコールによって細かく定められている地域がある。現在は心肺機能停止事案以外にも重傷外傷や脳卒中、その他さまざまなプロトコールが存在する。大まかな流れだけではなく、特殊なケースについても細かく記載されたプロトコールでは特に、隊長だけがこれらに精通していても効果的な活動は期待できない。隊員であっても各種プロトコールに精通していなければならないこと、さらに精通するための訓練が必要なことも理解させる。

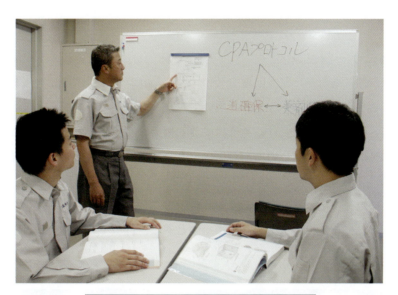

各種プロトコールを共有・精通させる

Point !

※隊長は各隊員にそれぞれの項目について理解を求める。
- 役割分担についての理解
- 与えられた役割を責任もって遂行する心構え
- 資格範囲で認められたスキルの習熟
- 各種プロトコールへの精通

C. 救急現場活動で心掛けること

　救急現場活動中の各隊員は自分に与えられたタスクをこなそうとしている。しかし、刻々と変化する状況では、隊長から隊員への指示はさらに増大する。隊を統率する隊長は、自分本位ではなく各隊員のタスク量を確認しながら必要な指示を出さなければならない。十分に訓練がなされていたとしても、いざ現場となると環境が異なり、訓練どおりとはいかないことがある。救急現場における隊活動では以下のことについて心掛ける。

1. 双方向型コミュニケーション

　隊長は隊員との意思伝達にあたり、双方向型コミュニケーションをとるように心掛ける。まず隊長は隊員に対して、視線をあわせて明確な指示を与える。次いでお互いが視線をあわせるとともに、隊員から理解できたことの明確な返答（確認呼称）を受けるようにする。例えば心肺機能停止事案において救急救命士の資格をもつ隊員に、静脈路確保を指示するのであれば、できれば視線をあわせて静脈路確保を指示して、その作業の開始と終了後に「了解」、または「右正中皮静脈に20ゲージで静脈路確保完了しました」などと確認呼称させ隊長に報告させた後に次の活動を指示する。活動を終えていない段階で次の指示を与えると隊員はさらに混乱してしまうことになるため、タスクを増やすときは、行っている活動状況を報告させて、進捗状況を確認する。

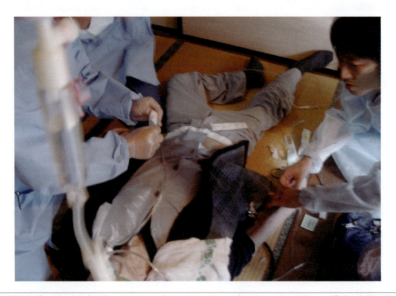

救急現場活動では双方型コミュニケーションに努め、タイミングよく指示を出す

2. 指示を出すタイミングと口調

　隊長による指示は、できるだけ隊員の活動を止めないタイミングで穏やかに、大きくはっきりと行わなければならない。緊張した場面では普段の口調より早口になることがある。しかし、怒鳴ったり、叫んだり、焦った口調や早口での指示は隊員まで焦ってしまい、隊全体の活動が空回りしてしまうため、普段よりゆっくりした口調で指示をするよう心掛ける。

3．役割分担

　隊員全員が各自の役割と責任を把握している必要がある。たとえ隊長が豊富な現場経験をもつ救急救命士であったとしても、1人ではできることは限られる。事前に各自の役割を明確に指示しておく必要がある。役割が不明確であると、隊活動に支障をきたすことがあるため、役割分担、活動方針は事前に示しておく。

Point !
※隊員へ指示を出す際の注意点。
- 双方向型コミュニケーションを大切にする
- 適切な指示を出すタイミングを計る
- 役割分担を明確化する

※コラム：グループシンク

　グループシンクとは1972年に社会心理学者のアーヴィング・ジャニスが提唱した「集団で決めた事柄が大きな過ちにつながる」という概念で「集団思考」と訳される。ジャニスは過去の戦争を検証した結果、米国の連邦政府のグループシンクによって、戦争が起き失敗に終わったとしている。

　端的にいうと「1人で考えれば当然気づいたことが、集団で考えることによって見落とされる」ということである。つまり、合意するという目標があるため、議論の対象となっている事柄を批判的に評価しなくなる（波風を立てるのはよくない）といった傾向が生まれる。グループシンクを回避するためには、常にその議論に対して批判的な意見を述べる要員が必要であるとしている。組織の中で決まり事（決まりそうなこと）に対して批判的な意見があればその意見も真摯に受け止め、議論を進めていくことが重要である。

〔参考文献〕
1）American Heart Association：ACLS プロバイダーマニュアル：AHA ガイドライン2010．シナジー，東京，2012．

Ⅳ 隊員の育成

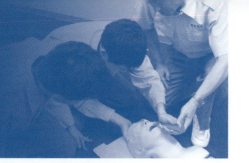

　第3章「救急現場活動におけるリーダーシップ」で述べたように、隊長には、訓練を通じて、各隊員の信頼して任せられる許容範囲を知るとともに、より戦力となるよう隊員を育成しなければならないという役割がある。隊員の育成において、隊長によるリーダーシップ発揮のもと、各隊員が自発的に訓練に臨むことができれば、より効率性の高い隊員の成長が期待できる。

　近年増加をたどる救急出動により、継続した隊員育成が十分に行われていない現状において、隊長の指導のもと、消防署や救急現場で経験を積むこと、いわゆる On the job training（OJT）は、優秀な隊員を育成するうえで効果的な隊員育成方法の1つである。OJT は、隊員一人ひとりによって進め方が異なり個々の成長の段階や周囲の環境によっても変化する。隊長は一人ひとりをみつめ、状況にあわせて隊員の育成を行っていく必要があり、その効果は隊長のリーダーシップに大きく影響される。本章では隊員の育成においてリーダーシップが大きくかかわる OJT について詳述する。

A. 能力開発の3本の柱

　隊員の能力開発には、大きく分けて次のような3本の柱がある。

●職場研修（OJT）	隊長が職場内で業務や救急現場活動を通して、隊員を指導する
●職場外研修 （Off the job training：Off-JT）	業務を離れて集合的に指導する
●自己啓発活動 （Self-development：SD）	本人が能力開発の必要性を自覚し、自主的に学習に取り組む

　OJT は、日常業務を通して行われるため、1対1で個別ニーズに対応した実践的な教育ができる。Off-JT は優れた講師を活用して、基本的・理論的な教育を一定の強制力をもってできる。また SD は、個々が自主的に繰り返して学習を進めるため、個人の成長が期待できる。このように3本の柱には、それぞれのメリットがあり、相互に補強し合う関係にある。よって、能力開発を効果的に進めるためには、3つの手法を有機的に連携させ、それぞれのメリットを生かしながら進めていくことが重要である。

OJT、Off-JT、SD 対比表

	OJT	Off-JT	SD
特徴	・マン・ツー・マンで学ぶ ・実践を学ぶ	・集団で学ぶ ・基本や理論を学ぶ	・自身で学ぶ ・自己の成長を目指す
メリット	・いつでもできる ・費用がかからない ・状況に応じて学べる	・相互に啓発できる ・詳しく学習できる ・一定の強制力がある	・いつでもできる ・繰り返し学習できる ・個人のペースで学べる
適したケース	・日常業務 ・同乗実習	・集合研修 ・セミナー ・通信教育	

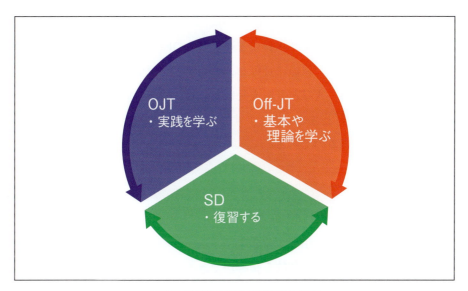

OJT、Off-JT、SD の関係

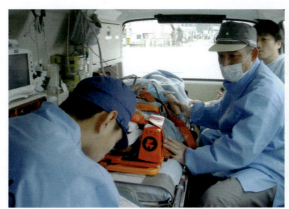
OJT

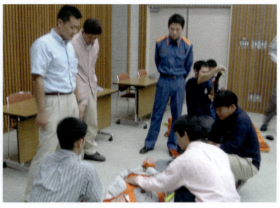
Off-JT

OJT と Off-JT

B．OJT の重要性と推進体制

1．OJT とは

　OJT とは、職場の中で、上司である隊長などが部下である隊員に対して、現在または将来の仕事に必要な知識やノウハウを意識的、継続的に指導するための多様な取り組みをいう。救急業務が高度化、複雑化している今日、「背中をみて覚えろ」「一緒にいれば、自然に、無意識のうちに伝わる」というような方法では、非効果的で時間もかかる。隊員の能力開発や成長に"意識して"取り組む必要がある。また、思いついたときに場当たり的に教えるのでは、相手も十分に受け止めることができず、せっかくの指導も効果が期待できないため、意識的に、継続的に、根気よく実践することが求められる。

　OJT の内容には、担当業務の指導だけでなく、服務規程や接遇など救急隊員としての基本的な姿勢や態度を身につけさせることも含んでいる。つまり、職場の中で行われる人材育成のための多様な取り組みの多くは、OJT としてとらえることができる。

　OJT を行う目的は、隊員一人ひとりの能力開発であり、それによって得られる仕事の成果の拡大は結果的に住民サービスの向上につながる。また、隊員にとって多くの時間を過ごす職場は、自己研鑽の場でもあり、隊員は仕事を通して能力を伸ばし、組織に貢献し、その働きが適切に評価されることで、やりがいを見出していく。組織は、こうした隊員一人ひとりの成長を支援し、組織の成果に貢献させることで、組織全体の目標を達成し、住民サービスを向上させていく。すなわち、OJT を行うことによって職員と組織の発展的な相乗関係を生み出すことができるのである。

2．OJT のメリットと意義

　職場で業務を通して行われる OJT には、次のようなメリットがあげられる。

1）実践性：個別具体的な仕事に即した指導ができる
2）適時性：いつでも、必要なときに、具体的な指導ができる
3）的確性：受け手の能力や個性に応じた指導ができる
4）主体性：受け手の主体性、積極性を尊重し、それを伸ばすことができる
5）経済性：日常の業務を通して育成するためコスト面にも優れている

　救急業務の高度化や業務量の増加に加え、救急出場件数も増加している現状では、目前の仕事に追われるあまり、職場で人材育成を行うことは困難かもしれないが、円滑な救急業務を行うためには多くのメリットをもつ OJT の導入は重要である。隊員を育て、任せられる業務範囲が広がることにより、隊長はその分、より高度な業務を行うことができるようになる。

　また、OJT は、指導の能力向上につながる。要領よく指導するためには、自分の知識やノウハウを整理することが必要となる。OJT は基本的な事項を再確認し、救急業務の進め方を見直す機会にもなり、業務改善につながる。

3．OJT の推進体制

（1）隊長の役割

　救急隊における OJT の推進で中心的な役割を担う隊長には、隊員の力を結集させて目標を達成するために業務を通して隊員を指導するという役割がある。つまり、隊員の育成は、隊長の本来の業務である。

（2）隊員の姿勢

　OJTを受ける側となる隊員は受け身ではなく、自ら学び、育つという意識をもち、目標実現に向け、必要な能力の習得に積極的に取り組む姿勢が求められる。こうした姿勢を「自学」という。これは決して強制して身に付くものではない。今何をマスターすべきなのか常に考えながら、主体的に吸収しようとする姿勢が重要となる。

　その「自学」の姿勢を引き出すためにリーダーシップは重要な役割を果たす。なぜなら隊長が隊員の日常業務や救急現場活動への意欲を促進させるためにコミュニケーションの場を設け、言葉をかけたり態度で示すという働きかけを行うことによって、隊員に目的・目標を作らせ、その実現のために自ら学びたいという気持ちに変化させることができるからである。

（3）救急業務のOJT推進

　OJTの活性化、定着化を図るためには、OJTの主体である救急隊と隊員研修の担当課が連携し、組織的に推進しなければならない。OJTを円滑に推進するために、隊長だけではなく担当課と連携し、組織的にマネジメントの一環として推進していく必要である。

C. OJTを推進するための4つの段階

効果的にOJTを推進するために4つの段階がある。隊長は隊員と協力して、この4つの段階を踏んで、OJTを効果的に進める。

1．第1段階：隊員育成のニーズの把握

第1段階は、隊員育成のニーズを把握することである。隊員育成のニーズとは、業務を遂行するうえで求められる「必要能力」と、その隊員が現状でもっている「現有能力」との差である。

OJTを実施するうえで重要なことは、OJTの成果を詳細に評価し、隊員育成のニーズを見出すことである。到達目標を設定し、その目標が達成できたかどうか、評価表（p.41、「参考」参照）などを用いて評価し、その隊員が自己を振り返る機会を設ける。例えば年度はじめ、年度途中、年度おわりといったように、年3回程度到達目標に達しているか面談などを行い、隊長と隊員とのコミュニケーションの場を設けることもよい方法である。こうした中で、その隊員の「必要能力」と「現有能力」を明らかにし、隊員育成のニーズを把握する仕組みを構築する必要がある。

自己実現の観点からは、隊員自身が今後身に付けたいというキャリア形成も重要である。到達目標や評価表に基づく面談などを通して隊員自身の目標と到達点を把握し、OJTに反映することが、隊員の主体性を引き出し、OJTの活性化と効果性につながる。

> **隊員育成ニーズ＝必要能力－現有能力**

2．第2段階：目標と方針の設定

第2段階は、OJTの目標と方針の設定である。まず先の段階で把握した隊員育成のニーズの中からOJTの対象とすべき能力を選択する。把握した隊員育成のニーズのすべてを対象とするのではなく、隊員の活動担当やキャリア形成に関連させながら、緊急度と重要度などの観点から判断していく。なお、ニーズの中にはOff-JTや自己啓発活動のほうが適切に育成できるものもあることに留意する。OJTの対象とする能力が決まったら、「誰が、いつまでに、どの程度まで、どのような方法で指導するのか」といったOJTの目標と方針を設定する。ここで重要なのは、主役はOJTを受ける隊員側であるということである。隊員の自発性を尊重し、十分に話し合って目標と方針を設定、共有し、受け身の姿勢の隊員には、主体的に目標設定するように促す。

3．第3段階：OJTの実施

OJTの目標と方針の設定ができたら、OJTの実施に入る。OJTの効果的な実施方法は対象となる能力や職場環境、隊員の経験や個性などによって異なる。状況や相手にあわせて、実施方法を工夫する。この段階で大切なことは、隊員の職務遂行を見守りながら、必要に応じて助言、支援、指導することである。指示した業務はできるだけ任せることが望ましいが、任せきりや状況を聞くだけではOJTにはならない。隊長は隊員の行動をよく観察し、タイミングを見計らって報告を求めたり、必要に応じて助言や情報提供を行い、よく話し合いながら随時、軌道修正を行いつつ支援していく姿勢が求められる。

OJTの実施方法（例）

対象とする能力	OJTの実施方法
職務遂行知識・能力	・業務ガイドラインを作成させる
問題・課題発見能力	・隊員に随時質問する ・組織目標や取り巻く環境の認識を深めさせる
応対力・接遇能力	・隊長が先頭にたって模範を示す ・振り返りを行い、自らの行動定着を図る
プレゼンテーション・説明能力	・報告や会議の説明資料の作成を任せる ・プレゼンテーションや説明の機会を提供する
企画・立案能力	・業務改善の提案を求める ・他事例の研究、企画立案を求める
指導・人材育成能力	・経験の少ない隊員とペアにする ・後輩等の指導を任せる
調整・折衝能力	・会議やミーティングの司会を任せる
組織・危機管理能力	・リーダーとして、救急現場活動を任せる

4．第4段階：振り返り

　最終段階はOJTの振り返りである。振り返りは、そこから新たな課題や問題点を発見する機会となる。さらなるレベルアップを目指すうえで重要である。ディスカッションなどでは、隊員とともに振り返りを行う。この段階で留意したいことは、目にみえる成果だけではなく、OJTに取り組んだ姿勢やその過程も評価することである。

　成果には結びつかなかった場合であっても、勇気をもってチャレンジしたことなどを評価し、達成できたこと、評価できることはしっかりと褒める。そのうえで、まず隊員に原因の分析をさせて、ともに新たな目標を考える。同時に隊長も自身のOJTがうまくできたのかどうかを振り返る。振り返りの結果は、次のOJTの目標と方針の設定に反映したうえで活かしていく必要がある。

振り返りのポイント（例）

- ●隊員育成のニーズが適切に把握されていたか
- ●OJTの目標・方針は適切だったか
- ●OJTの目標・方針について、隊員と共有できていたか
- ●OJTの目標・方針は、隊員の能力を踏まえたものになっていたか
- ●実施途中で必要に応じて軌道修正ができていたか
- ●適切なタイミングで指導できていたか

> *Point !*
>
> ※ OJTを進めるための段階を把握する。
> - 第1段階:隊員育成のニーズの把握
> - 第2段階:OJTの目標と方針の設定
> - 第3段階:OJTの実施
> - 第4段階:OJTの振り返り

D．OJT の実践方法

　OJT の効果的な実施方法は、対象となる能力や職場環境、隊員の経験や個性などによって異なるため、OJT を実践するには状況や隊員にあわせて実施方法を工夫し、最適な方法を検討していく必要がある。

1．OJT の前提

　OJT を効果的に進める前提として、隊員との良好なコミュニケーションと信頼関係、隊員の成長を応援するという意識が必要不可欠である。教え上手であるには、相手本位でなければならない。隊長には次のような視点で隊員一人ひとりをしっかりとみつめ、尊重する姿勢が求められる。

（1）傾聴力

　話しやすい雰囲気を作り、隊員の話に耳を傾けて、最後までよく聞くなど聞き上手とならなければならない。ただ聞くのではなく、相手と誠実に向き合うようにする。誠実に向き合うということは言葉を耳で聞くということではなく、隊員の言動を心でしっかりと受け止めることである。

（2）観察力

　隊員の表情や態度、服装や髪形、癖といった目にみえるありのままをみる力である。例えば訓練を行っている最中に隊員が時計ばかり気にしている、といった仕草に気づくことである。観察力は普段から隊員が訓練に真剣に取り組んでいるのか、今伝えたことがどこまで理解されているのかなど、相手の気持ちに気を配ることを習慣づけすることにより身に付く。

（3）洞察力

　観察したことについて目にみえない部分を見抜く力のことである。例えば隊員の髪が乱れていることに気づいたら（観察力）「それはなぜだろう」「昨夜遅く寝て今朝起きるのが遅かったからか」など、得た情報から推理し、物事の本質を見抜く力である。隊員に問いかけてみて、自身が推理した結果と照らし合わせることを重ねていくことで身に付く。

（4）共感力

　相手が伝えようとすることを理解して共有することである。相手の感情を受け止める心が必要である。聞き手の共感力によって、さらにコミュニケーションを円滑に進めることができる。隊員が隊長自身に話をしてくるときは自身の体験に即してイメージしながら話を聞く。もしイメージできなければ隊員に質問して理解を深める。逆に隊長が隊員の共感を得るためには隊員自身の体験に即して想像できるように言葉や身振り手振りを交えていかに伝えるかということを念頭に置いて話をする。

（5）受容力

　相手の伝えようとする思考や感情を受け入れることである。自身の価値観を押し付けたり、相手を先入観で決めつけたりするのではなく、相手のありのままをみて、1 人の大切な人間として受け入れる。相手が伝えようとすることは自身のもっている価値観や判断基準をもとに判断するが、その価値観や判断基準が個人によって異なるということも理解しておく必要がある。

> **※コラム：OJTを教えてくれる名言**
>
> 山本五十六（旧日本海軍連合艦隊司令長官）の言葉
>
> "やってみせ、言って聞かせて、させてみせ、ほめてやらねば、人は動かじ"
>
> "話し合い、耳を傾け、承認し、任せてやらねば、人は育たず"
>
> "やっている、姿を感謝で見守って、信頼せねば、人は実らず"

2．具体的手法

OJTに際して、いかに隊員に伝えるかという視点だけではなく、いかに隊員に協調できるかという視点のコミュニケーション能力が隊長には必要となる。

（1）ティーチング（教える）

主に知識を習得させる場合に用いる。以前は「仕事はみて覚えろ」というやり方が通用していたが、今日では業務が高度化、複雑化するなど環境は大きく変化しており、そのようなやり方は通用しなくなってきている。OJTでは計画的に教えることが必要である。そのためにはいくつかのポイントがある。

1）具体的に、段階的に教える

一度にたくさんのことは吸収できない。教える内容はあらかじめ整理し、段階的、具体的に教える。

2）全体像を教える

隊員の担当業務だけではなく、仕事の全体像や大きな流れも説明する。その担当業務の意義や位置づけを理解してもらうことで隊員のモチベーションの向上が期待できる。

3）多様な方法を用いる

隊員の能力や個性にあわせて、隊員が理解できる言葉や方法で説明する。言葉による説明だけではなく、実際の現場活動を振り返りながら説明するのも効果的である。また、実践して手本をみせたり、体験を通して教えたりする方法もある。

4）質問させる

教えた内容が理解できているか、確認することも大切である。理解できない点は質問させ、繰り返し、根気よく教え、定着するまでフォローする。

（2）コーチング（気づかせる）

人を育てる手法は、これまでティーチングが主流であったが、近年ではこれに加えて、コーチングの手法が注目されている。上からの指示や命令を受けたり、答えを教えてもらったりするのではなく、自らが気づき、考え、答えを導き出していく力を養い、自立した人間を育成しようという手法である。隊員が自分で答えを出す可能性を信じ、その力を引き出していくコーチングは、これからの人材育成に有効な手段といえる。コーチングとは、次の5種類の技法を使って、隊員が自分でもっている答えに気づかせることである。自分でみつけた答えは理解、納得がしやすく、モチベーションも上がるというメリットがある。

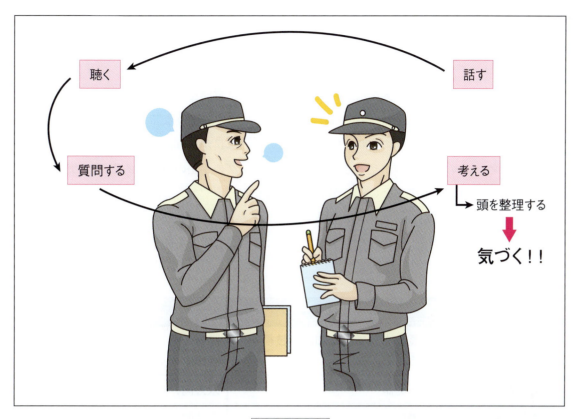

コーチング

1）答えを与えない

　答えを与えることは簡単である。しかし、それはそのまま指示や命令となってしまい、いつまでたっても自分で考え、解決していこうとする自立心には結び付かない。コーチングでは、答えは相手の中にあると信じ、それを引き出す手助けをする。

2）徹底して傾聴する

　相手が正しくないことを言っていると、つい訂正を加えたり、どう正そうかと考えたりしながら聞きがちである。しかし、コーチングでは、相手がひととおり話し終わるまで、寛大な心で受け止め、口を挟まずに最後まで傾聴する。

3）気づきを引き出す質問をする

　単純に「はい」、「いいえ」では答えられない質問が、コーチングでは中心的な問いかけになる。隊員の意見や気持ちを引き出すためには、自由に回答できる質問を効果的に活用する。ただし、「君はどう思う？」というような漠然としすぎる質問、抽象的な質問では答えにくいので「どんな方法がベストだと思う？」「ここでは何に気をつけるべきだと思う？」など、焦点を絞り込んだ質問、具体的な質問が効果的である。

4）具体化させる

　「とても大変」「すごく忙しい」といった曖昧な言葉を、どのくらい大変なのか、具体的にどんな業務で忙しいのか、自ら考えさせ、漠然としたものを具体化させ、そこからの解決策や気づきを引き出す。

5）約束する

　コーチングでは、最後に、これからの具体的な行動計画を相手からしっかりと言葉として導き出すようにする。「やる気はあります」「頑張ります」などの漠然とした宣言ではなく、「次にどのような行動を起こすか、いつやるのか、いつまでにやるのか」というように具体的に約束させる。

救急隊におけるコーチングとは、隊長が隊員の相談に乗り、さまざまな課題を解決し、能力の開発を支援したりする手法の一種である。

　播摩によると、コーチングにおいて重要なのが共感力であるとしている[1]。コーチングにおいて、隊長は隊員に「こうすべきである」と解決案を示すのではなく、隊員に質問をしていくだけというアプローチをとる。これにより隊員は、自分は何をしたいのか、どうなりたいのか、そうなるためには何が問題なのか、自分は何で困っているのか……と次々に質問を投げかけていき、隊員がそれに答える過程において、自分自身で自分は何をなすべきなのかに気づかせるというのがコーチングの手法の目的である。このように自分自身で答えをみつけ出した実感がもてるというのがポイントとなる。

　要するにコーチングは隊員自身の気づきに主眼を置いたコミュニケーション手法であり、誘導や説得の要素が入っておらず、自主的な高い気づきを導きやすいため、隊長に対する共感性も高まってくることが期待できる。

	ティーチング	コーチング
互いの姿勢	隊長のもっている知識や技術を教える、伝える	隊員のもっている知識や技術を引き出す（そのために問いかける）
互いの関係	上下関係	双方向、対等な関係
隊員の立場	受動的	主体的
有効なタイミング	指導の初期段階	隊員が次の段階へステップアップしたいと望む段階
結果	隊長の知識や技術に依存する	隊長と異なる知識や技術が生み出される可能性がある

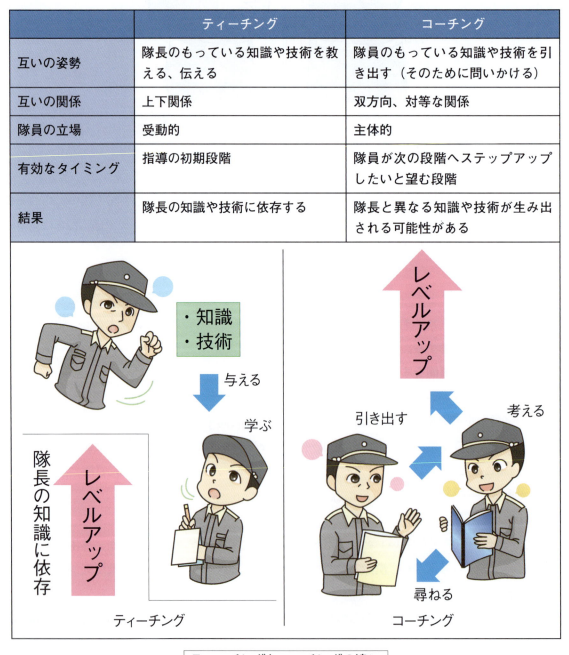

ティーチングとコーチングの違い

（3）仕事を任せる

　仕事を教えたら、勇気をもって仕事を任せることも重要である。任せることは相手を信頼することである。隊員は信頼される（＝認められる）ことによりモチベーションが高まり、"仕事の面白さ"や業務に従事することで得られる達成感や自信をこれまで以上に味わうことができる。

　任せることの苦手な人は多い。多くの場合それは、「自分がやったほうが早い」「隊員の能力が不足している」などの理由によるものである。しかし、「隊長である自分が直接仕事を抱えていなくても大丈夫」という状況を作り出すように日ごろから心掛けなければならない。一時的には非効率にみえるかもしれないが、その手間や時間は将来への投資である。上手に仕事を任せるポイントとしては以下があげられる。

1）任せる範囲と内容を明確にする

　隊長が行う部分と隊員に任せる部分をお互いに確認しておく。無駄な活動を行ったり、空白の部分が生じたりすると、不信感を生むことになりかねない。なお、救急資格に沿った内容にすることは言うまでもない。

2）情報や判断基準を提供しておく

　仕事を任せる際、必要な情報や知識、迷ったときの判断基準や材料などを提供しておくことである。ただし、細かな情報提供は徐々に控えるようにする。

3）見守り、フォローする

　仕事を任せるといっても、任せっぱなしでは人は育たない。仕事を教えて任せたら、日ごろから仕事ぶりを見守る、そして改善すべき点があればフィードバックしながら指導するというフォローが必要となる。逆に口を出してばかりでは、任せたことにはならない。隊員が行った行為で傷病者に不利益を被ることが明らかな場合は別であるが、「こうしたほうが合理的なのに」「自分のやり方とは違う」などと思っても、検証はなるべく後にする。振り返って隊員自身に気づかせたほうが効果的な場合が多い。

4）成果や過程を振り返る

　任せた仕事が終わったら、成果や過程を一緒に振り返る。その結果に応じて、今後の仕事の質や量を考える。

（4）叱る・褒める

　効果的にOJTを進めるためには、上手に叱ったり褒めたりしながら、隊員の動機づけを行っていくことが重要である。

1）叱る

　叱れない上司が増えているといわれている。「叱られるとモチベーションが下がるのではないか」「人間関係に亀裂が入るのではないか」などの不安があるからかもしれない。しかし、叱られることは隊員にとって、自分の誤りや欠けている能力を教えてもらえる貴重な機会である。隊長は、隊員が服務規程に違反したり、隊を乱すような行動をとった際に、戒める、もしくは自覚を促すことを目的に「叱る」という行動をとる必要がある。服務規程や社会的な常識から逸脱した行為、または自分本位で団体行動を乱し、救急現場活動の効率を低下させる行為をとった隊員を放置していると、隊だけではなく組織が崩壊してしまう危険性がある。このような行為に対しては、隊長はしっかりと叱り、正さなければならない。また、救急現場活動手順や隊員のスキルが一定のレベルに達していなければ、そのことを隊員に自覚させることを目的に叱ることもある。

　「叱る」のは、決して「怒る」ことではない。また優しい隊長と甘い隊長とでは意味が異なる。相手

の成長を願い、人格を尊重したうえで叱るのであれば、隊員も理解し、感謝し、大きく成長してくれるに違いない。

　叱る隊長がいない場合、隊の中で緊張感がなくなり、救急現場活動の質が低下する可能性がある。また、中途半端な叱り方では①隊員が叱られ慣れする（隊長の叱りを軽くとらえる）、②服務規程や社会的常識からの逸脱が放置される、③隊や組織の雰囲気が悪化する、④隊員の育成効率が低下する、⑤救急現場活動の質が低下する、などの逆効果を招く危険性がある。

```
叱ることの逆効果
● 隊員が叱られ慣れする（隊長の叱りを軽くとらえる）
● 服務規程や社会的常識からの逸脱が放置される
● 隊や組織の雰囲気が悪化する
● 隊員の育成効率が低下する
● 救急現場活動の質が低下する
```

　叱り方のポイントとして、①人前では叱らない、②隊員の経験や個性に配慮する、③人格を傷つけず具体的に叱る、④今叱るべきことだけを叱る、などがあげられる。

　隊員が服務規程や社会的常識から逸脱した行動をとったときや隊長の指示・命令を無視した場合に対しては、規律を守るためにも叱ることを徹底しなければならない。また、救急現場活動手順や隊員のスキル不足が原因でミスを犯した場合に対しては、まず活動手順やスキル取得の訓練が十分になされているかを隊員に確認し、なされているにもかかわらずミスを犯したのであれば、しっかりと叱るべきである。もし、なされていないのであれば、隊長として隊員の教育・訓練不足を反省し、隊長としての対応を見直す必要がある。

```
叱り方のポイント
● 人前では叱らない
● 隊員の経験や個性に配慮する
● 人格を傷つけず具体的に叱る
● 今叱るべきことだけを叱る
```

　なお、「叱る」行動をとった後は、必ず隊員への期待と励ましの言葉でしっかりとフォローすることが重要である。

※コラム：怒ると叱るとの違い

　喜怒哀楽というように、怒るには感情が先に立つ。叱咤は、大声で励ますという意味でもあり、人を奮い立たせるために使われる。OJTに限らず、部下教育は怒らず、叱ることが重要である。

2）褒める

褒めることの難しさは、褒める点をみつけるところにある。「自分からみればできて当たり前」、「まだまだ足りないところがある」と思っても、褒めるところをみつけるように努力する。全体をみれば不満な場合でも、細かな活動やこれまでの過程をみれば、必ず褒めるところがある。

隊長は、隊員が良い活動を行ったり、積極的な取り組みを行ったりしたときに、その良い活動や積極的な取り組みなどを習慣化させる目的で「褒める」という行動をとる。隊の一員として救急活動に従事した隊員の知識やスキル、行動が隊活動に貢献したにもかかわらず、そのことを当然のように受け止め、褒めることをしなければ、隊員のさらなる活動への意欲を引き出し、成長を促すことはできない。

隊長の目線で隊員をみた場合、自身より劣っている点ばかりに目が行きがちになるが、どのような隊員にも必ず長所や得意分野はある。隊員の長所や得意分野をみつけて積極的に褒めるとともに現在の至らない点を明確にしておく。このことは、隊員の意欲を高め、成長を促すための有効な手段となる。

褒め方のポイントとしてタイミングよく、人前で、具体的に評価を伝える。また第三者の感謝の言葉や評価を伝えることも効果的である。具体例として、以下のようなことが考えられる。

効果的な褒め方

- 救急訓練において、隊員が苦労して悩んでいる場合には、隊長が助言を与えるとともに、「難しい課題に挑む姿勢」や「考え方」など、良い点や努力していることを褒める。隊長が隊員を評価しているという事実は、隊員の安心につながり、訓練参加への意欲を引き出すことにつながる

- 救急現場活動に1つの区切りがついた段階、例えば傷病者を医療機関に収容した後に、隊員・機関員とともに活動全体を振り返りながら救急現場活動の検討を行う際に、隊員の行動が隊活動に貢献しているのであれば、どのような点が貢献したのかを具体的に述べて褒める。それとともに改善点を明確にして、隊員の次への活動の意欲を引き出し、成長を促す

- 救急現場活動に対する傷病者や家族からのお礼の言葉があれば、隊長だけにとどめておかず、隊員にも伝える。その活動は隊員を含めた隊全体の活動に対する感謝であり、住民からの評価であるということを伝える。

「褒める」際の基準は隊長自身においてはならない。その基準はあくまでも隊員の行動にあるべきである。「隊長の思ったような行動をしたから」ということに基準を置くと、隊員は隊長の顔色をうかがうようになり、隊長の気に入りそうなことだけを優先してしまうおそれがある。

隊員の行動に成長が認められれば、その成果に対する褒美を与えることで、隊員の意欲はさらに高まる。この褒美とは、称賛であったり、次のステップの担当を任せることであったり、昇格などの推薦であったりとさまざまな形がある。

Point！

※相手の立場に立って隊員一人ひとりをしっかりとみつめ個人を尊重してOJTを進めていく。

E. OJTをより効果的に進める方策

1．隊員の経験にあわせたOJT

　隊員の経験によって、求められる能力、隊員の現有能力やモチベーションも変わるので、OJTの効果的な進め方も変わる。概して言えば、「叱る」「褒める」を行いながら「ティーチング」から「コーチング」、さらに「仕事を任せる」へと移行していき、それを繰り返していく。以下、隊員のさまざまな経験に応じたOJTを概説する。

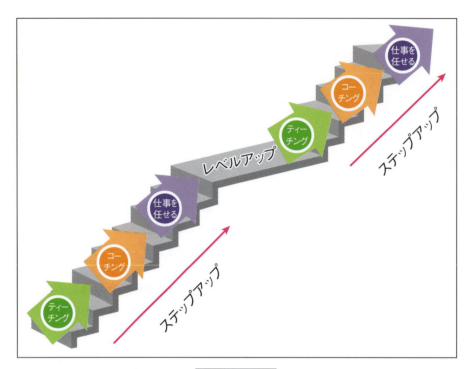

OJTの段階

（1）新任隊員

　新規の隊員は、大きな期待と不安を抱えて入隊してくる。成長の伸びしろが一番高く、この時期の指導がその後の仕事に大きな影響を与える大変貴重な時期といえる。早く仕事を覚えて職場で認められたいと願っている新任に対して、隊長は隊員としての基本的事項から丁寧な指導に努めていく。執務態度、服務規程、接遇などの基礎をしっかりと教えるとともに、救急業務の根拠や意義を確認しながら指導を進める。新任時には大きな不安を抱いているので、意識的に声をかけ、励まし、相談に乗る心掛けが必要である。

（2）若手隊員

　職場で実務の中心としての活躍が期待される若手隊員には、どんどん新しい課題を与え、多くの職務遂行能力をつけさせるとともに、課題発見能力や責任感を養成していく。仕事の内容も受動的なものから自発的、能動的なものへとウエイトを高めていき、達成感、やりがいが得られるように工夫していく。また、自身のキャリアプランを考え、広く業務全般に目を向けることが重要な時期であり、中長期的な視野でOJTに取り組むことも効果的である。一方、まだ実務経験が浅いため、きめ細かく見守り、状況に応じてサポートしていく必要がある。

(3) 中堅隊員

30～40歳くらいの中堅隊員には、実働部隊の中軸として、仕事を円滑に回していくよう指導していく。そのためには、意識して困難な業務を任せ、なるべく独力で完結させることで自信をもてるようにする。仕事を安心して任せられる、信頼感のある中堅隊員に育てていく。また、新任・若手隊員の育成や係のリーダー的な役割を与え、将来の隊長に成長するための指導育成能力を養わせることも必要である。

(4) ベテラン隊員

ベテラン隊員に対しては、OJTに遠慮が働きがちであるが、仕事を任せておくことばかりが良いわけではない。長年の経験で培った豊富な知識やノウハウの活用を図ることを基本とし、折々に、相談したり、意見を求めたりする。

(5) 転入隊員

人事異動で転入してきた隊員には、事務の引き継ぎをきちんと行い、新しい仕事に慣れるまで、よく観察して能力や適性を把握し、丁寧に指導育成を図る。過去の職場とは業務の性格や風土が大きく異なり、戸惑いも大きい場合は、マン・ツー・マンで指導にあたれる指導者的な教育係を置くのも1つの方法である。

2．隊員の個性にあわせたOJT

隊員にはさまざまな個性がある。効果的なOJTの進め方も隊員によって異なる。隊員一人ひとりの個性をみつめ、その隊員にとって最適な進め方を考えていく。以下に例を示す。

(1) 何事にも率先して仕事に取り組む隊員

自信をもって新しい仕事にチャレンジしていく隊員には、細かい指導は必要ない。ただし、自分の考えや手法に固執する傾向があるので、異なる考えやものの見方を対話の中で自ら発見できるような指導が必要となる。

(2) ワンランク上の仕事を目指してほしい隊員

必要能力は有し、担当業務はそつなくこなしているが、現状に満足せず、もうワンランク上の仕事を目指してほしい隊員には、現有能力は評価しつつ、期待を込めてステップアップを図るよう背中を押してあげることを心掛ける。業務改善の提案を求めたり、任せる仕事の範囲を広げたりして、ステップアップのきっかけを与え、隊員の向上心を引き出すように指導する。

(3) やる気を成果に結び付けさせたい隊員

やる気はあるが、仕事の成果にうまく結び付かない隊員には、仕事の目的と目標を適宜確認させながら、仕事のポイントを指導する。隊員の積極性を評価しつつ、成果につながるよう支援し、成功体験を演出することで、今後は独力で仕事を完結できる能力や自信を養う。

(4) 自主性、積極性を引き出したい隊員

指示されたことは正確に行えるが、隊長に依存しがちな隊員には、細かい指導を十分に行う一方で、さまざまな機会をとらえて、隊員の考えを引き出すことが必要である。その引き出した答えから、次に隊員がチャ

レンジする仕事の方向性を決めるのを支援し、隊員の自主性、積極性を引き出す。

（5）新しい発想を引き出したい隊員

新しい発想や前向きな取り組み姿勢がみられない隊員には、時代のニーズや住民の視点から考え、本当にそのままでよいのかを改めて考えるきっかけを提供する。他の職場の成功事例などを紹介し、意識改革を促す。隊員に常に業務改善の意識をもたせるには、隊長は日ごろから小さな業務改善でも支援し、評価する姿勢をみせておかなければならない。職場・隊全体がチャレンジ精神をもって、前向きに改革に取り組む風土を作るように心掛ける。

（6）自信をもってほしい隊員

本来、能力のある隊員でも失敗やうまくいかないことが重なり、自信を喪失しているような場合がある。人事異動や担当業務の変更などで、現在の業務に自信を失っているような場合は、成果が出やすい業務を担当させて、自信の回復を図り、段階的に難しい仕事にシフトしていく。また、日ごろから特に意識してコミュニケーションを図り、小さな成果でも褒めて、達成感や新たな動機づけを提供する。

> *Point !*
> ※隊員の経験に応じたOJTの各段階を理解する。

> ### ※コラム：報・連・相（ほうれんそう）
>
> 組織（上司）として、組織（上司）が個人を守るためには、裏を返せば個人が組織（上司）に守ってもらうためには、発生した事象を組織（上司）が知らなかったでは済まされない。問題が大きくなる原因は組織（上司）に事故等の情報が伝わっていない、外部からの連絡によってはじめてわかるなどがあり、結果マスコミや訴訟の対応が後手に回ることとなる。
> - 報　告：業務や活動などの状況や結果を報告する
> - 連　絡：関係部署への周知、連絡する
> - 相　談：どうすればよいか意見を述べ相談する
>
> 簡単なことのようではあるが、これらが1つでも欠けると、大きな問題になりかねない。日ごろから風通しのよい職場環境を作ることが、結果として事故を防ぐことにつながる。
>
> 〔報・連・相〕
>
>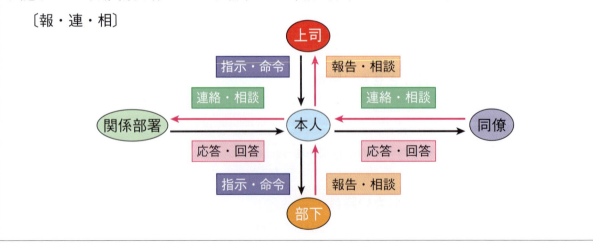

参考：OJT 評価表の1例

1 状況評価・初期評価　チェックリスト　月　日　実施

区分	内容	✓	評価者コメント
状況評価	周囲の安全確認 point：口腔内確認 point：外傷の場合、二次災害の防止など		
	傷病者数や傷病者の状態を確認したか point：換気抵抗の有無や理解について point：外傷の場合、受傷機転の確認など		
	傷病者の外見を確認したか point：体位、顔色、表情、嘔吐、失禁、大出血、四肢変形など		
意識	傷病者の反応を確認できたか point：肩をやさしく叩きながら大声で呼びかける		
	呼びかけに開眼がない場合、愛護的な痛み刺激の確認を行ったか		
	概ねの意識レベルを評価できたか point：JCS・GCSの分類を言えるか		
気道の開通	気道の開通を評価できたか point：発語有無等で評価できるか		
呼吸	呼吸の確認ができたか point：気道を確保したまま胸及び腹部の動きを見て有無を確認		
	呼吸を評価できたか point：回数や性状（浅い、深い）、努力性呼吸や死線期呼吸などの異常な呼吸様式の理解		
	呼吸数の正常値を正しく理解しているか point：成人、乳幼児、新生児の区分		
脈拍	橈骨動脈、総頸動脈、大腿動脈の位置を正しく触知できたか point：部位の理解と各々の部位で触知した場合の概ねの血圧値把握		
	脈拍を評価できるか point：回数、性状（速い、遅い、不整、緊張度）などの理解		
	脈拍数の正常値を理解しているか Point：成人、乳幼児、新生児の区分		
皮膚	皮膚の色、湿り、冷汗などを評価したか		
初期評価結果	ショック症状を呈しているかなど、緊急度・重症度を判断できたか Point：総合的な評価に基づき、判断できているか		

所感・自己学習等記載欄

2 血圧　月　日　実施

区分	内容	✓	評価者コメント
血圧	血圧の正常値を理解しているか		
	普段の血圧を聴取したか		
	上腕を心臓と同じ高さにしているか		
	橈骨動脈、上腕動脈を触知したか		
	マンシェットの装着は的確か（マンシェットと上腕の間に指1・2本入るか） point：マンシェットの巻きが緩いとどうなるか、きついとどうなるか、など上腕シャントの確認（事前聴取含む）を確認したか		
	橈骨動脈を触知しながら、加圧したか point：拍動が触れなくなってから、更に30mmHg程度加圧する		
	聴診器のヘッドを上腕動脈に当てながらゆっくりと減圧し、収縮期血圧と拡張期血圧を測定できたか		
	測定値は、正しい値であったか point：触診法や下肢での測定も行うこと		

所感・自己学習等記載欄

3 血中酸素飽和度　月　日　実施

区分	内容	✓	評価者コメント
血中酸素飽和度	指先に正しくプローブを装着したか point：マルチプローブやディスポーザブルプローブの取扱い、固定の必要性など		
	誤測定を来す状況や疾患を理解しているか point：冷汗、ショック症状、CO中毒、マニキュア、体動など正常範囲や酸素投与適応となる値について		

所感・自己学習等記載欄

〔出典：総務省消防庁：救急業務に携わる職員の生涯教育の指針 Ver.1．2015〕

救急救命士（救急隊員）の OJT 評価表　第1段階

King County OJT 評価表　引用・改変

被評価隊員 ＿＿＿＿＿＿＿＿　OJT 指導者 ＿＿＿＿＿＿＿＿

評価要領

OJT 評価の目的は救急現場における OJT 中の隊員の長所・短所を明確にすることにあります。病院前救護に関わる全ての医療従事者にとって傷病者への対応は、初期項目になります。

OJT 指導者は隊員が傷病者に対する救急活動での、隊員の短所と思われる項目について、救急現場で OJT 中の隊員を補助する責任を担います。よって、各段階において、以下の基準を使用し、OJT を行ってください。評価表は各被評価隊員が全ての項目を修了した後、検証・見直す必要があります。

- **1 － 不適切**： 救急救命士（救急隊員）としての活動（業務）が不適切。
- **2 － 不十分**： 救急救命士（救急隊員）としての活動（業務）が数項目のみ適切。
  - ・頻繁に OJT 指導者の援助・補助を必要とする。
- **3 － 適切**： 救急救命士（救急隊員）としての活動（業務）がほぼ適切。
  - ・ただし、活動（業務）にむらがあり、手間取るため、さらなる経験を必要とする。
- **4 － 良**： 救急救命士（救急隊員）としての活動（業務）が全て適切。
  - ・活動（業務）が全て標準レベルに達している。
- **5 － 優**： 救急救命士（救急隊員）としての活動が全て標準レベルを超えている。
  - ・活動（業務）が顕著に標準レベル以上に達している。
- **N/O**： 評価せず

注意事項：被評価隊員の評価はコメントとともに優（5）～不適切（1）とします。

出勤番号 ＿＿＿　傷病者　性別　男/女　年齢 ＿＿　主訴 ＿＿＿＿＿
傷病者の重症度 ＿＿＿＿＿＿　処置内容 ＿＿＿＿＿＿

1 － BLS/ALS 評価 ＿＿＿＿＿
2 － ALS 確定　　　　3 － ALS 不確定

評価項目（技術・態度）	評価	コメント
傷病者観察 疾病/疾病以外の判断、気道・呼吸・循環・バイタルサインの観察と評価、病歴・理学的所見の観察と評価	1 2 3 4 5 N/O	
処置技術　観察に基づいた処置の実施 気道確保、補助（人工）呼吸、CPR、AED、止血、体位管理、保温、搬送方法、副子固定、バックボード固定、被覆など。	1 2 3 4 5 N/O	
医学的知識 医学的根拠に基づいた病態生理学の把握、医学的根拠に基づいた観察・処置の優先順位	1 2 3 4 5 N/O	
病態の判断力 正しい評価、鑑別診断、観察・処置の優先順位の判断と実施	1 2 3 4 5 N/O	
コミュニケーション 医師/病院スタッフへの連絡と申し送り（無線、電話、直接 MC）、接遇（同乗救急隊員、消防隊員、家族関係者、バイスタンダー）、報告書（明瞭・簡潔・正確に記載されているか）	1 2 3 4 5 N/O	
態度、心構え 誠実、チームワーク、協調性、思いやり、熱意、気配り、自信、評価を受ける謙虚さ	1 2 3 4 5 N/O	
問題解決能力 手際の良さ、トラブル（クレーム等）に対する問題解決、救急隊員との円滑な連携、関係者との円滑な連携、ストレス下での職務実行能力	1 2 3 4 5 N/O	

特記事項（改善点）

救急活動（業務）改善のため被評価隊員にどのような補助をしましたか？

被評価隊員は OJT 指導者の評価を受けるレベルですか？　　はい　いいえ

OJT 指導者　署名 ＿＿＿＿＿＿　日付 ＿＿/＿＿
被評価隊員　署名 ＿＿＿＿＿＿　日付 ＿＿/＿＿
担当 ＿＿＿＿　技術 ＿＿＿＿　報告番号 ＿＿＿＿

〔出典：プレホスピタルケア研究会：救急隊員の On the job training のあり方についての研究．2013〕

〔参考文献〕

1）播摩早苗：目からウロコのコーチング；なぜ、あの人には部下がついてくるのか？．PHP 研究所，東京，2008．

Ⅴ 惨事ストレスへの対応

A. 惨事ストレスとは

　救急隊員にとって、悲惨な現場に遭遇する機会は珍しくない。あえて悲惨な現場に急行し活動するのが救急隊員の宿命であるが、悲惨な現場に直面したとき、もしくはその後、普段とは違う感覚や感情を抱いたことはないだろうか。それは人間にとって当たり前の反応なのである。自分の家族を連想させるような事案、特に乳幼児・小児の心肺機能停止事案はわれわれの心に大きな傷をもたらす。そのような職務を通して、日常的に、心的外傷を引き起こすような出来事やその被災者に接することで生じるストレスの一種を「惨事ストレス」という。大切なことはこれら惨事ストレスによって引き起こされる反応を理解して、惨事ストレスへの対策を行うことである。

1. 惨事ストレスを引き起こすような原因や引き起こしやすい状況
　惨事ストレスは大震災のような規模の大きい災害だけでなく、日常的な救急現場活動の中でも経験されることがある。日常の救急現場活動において惨事ストレスを引き起こしやすい状況には、悲惨な外傷を負った傷病者、子どもの心肺機能停止事案などがある。

> **惨事ストレスを引き起こしやすい状況**
>
> - 悲惨な外傷を負った傷病者であった
> - 子どもの事故、心肺機能停止事案であった
> - 傷病者が身内や同僚であった
> - 自身が十分な活動を行えなかった
> - 活動に対して非難を受けた

2. 惨事ストレス反応の過程
　惨事ストレスによるストレス反応の発生は、活動直後から何らかの症状として現れ、時間とともに（おおむね3カ月程度）治まってくる急性型、それ以上続く慢性型、活動後半年程度を過ぎてから現れる遅発型の3つに大きく分類することができる。いずれの場合も時間の経過とともに症状が軽くなっていくが、ひどい場合は症状が長引き深刻な状態となることもあるため、初期の段階から対応することが重要となる。

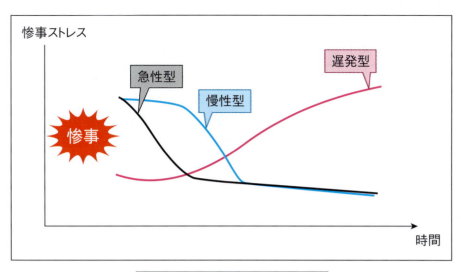

惨事ストレスによる反応の過程

3．主な症状と心身への影響

　心に傷を負った事案について、考えたくない、思い出したくないと思っていても、ある日突然そのときの感情を思い出したり、今まさに体験しているようなフラッシュバックを経験することがある。また似たような状況を避けるようになったり、例えば踏切での列車事故活動を経験したならば、その場所が通れなくなったりと回避行動とることもある。このほかにも頭痛や不眠など身体に影響を及ぼしたり、飲酒などの行動をとったりと、その反応は個人によってさまざまである。以後の消防生活の中で物事に対して積極的に挑戦したり、楽しんだりすることができなくなる、また不眠や体調不良が長期的に続くせいで、うつ状態になることも考えられる。このような長期的な影響を避けるためにも、事案後早期に対応を行うことが重要となる。なお、惨事ストレスのチェックには消防職員の現場活動に係るストレス対策研究会（2003年）が作成した「惨事ストレスによるPTSD予防チェックリスト」が有用である。

> *Point !*
> ※惨事ストレスを引き起こすような原因や状況を理解する。

惨事ストレスによる PTSD 予防チェックリスト

このチェックリストは
消防職員が悲惨な災害現場活動等に従事したことに伴う
心理的影響を考える目安となるものです
災害現場活動終了後、1週間以内に実施するものとします
あなたが災害現場活動で自覚した症状に該当するものをチェックしてみてください

- ☐ 1．胃がつかえたような感じがした
- ☐ 2．吐き気をもよおした
- ☐ 3．強い動悸（どうき）がした
- ☐ 4．身震いや痙攣（けいれん）を起こした
- ☐ 5．活動中、一時的に頭痛がした
- ☐ 6．隊長や同僚の指示が聞こえづらくなったり、音がよく聞こえなくなった
- ☐ 7．寒い日なのにおびただしい汗をかいた
- ☐ 8．自分や同僚の身にとても危険を感じ、その恐怖に耐えられるか心配になった
- ☐ 9．活動中、見た情景が現実のものと思えなかった
- ☐ 10．とてもイライラしたり、ちょっとしたことでも気にさわった
- ☐ 11．わけもなく怒りがこみあげてきた
- ☐ 12．現場が混乱し、圧倒されるような威圧感を受けた
- ☐ 13．活動する上で、重要なものとそれほどでないものとの判断が難しくなった
- ☐ 14．資機材をどこに置いたか全く忘れてしまい、思い出せなかった
- ☐ 15．活動中に受けた衝撃が、数時間しても目の前から消えなかった
- ☐ 16．活動が実を結ばない結果に終わり、絶望や落胆を味わった
- ☐ 17．とても混乱したり、興奮していて合理的な判断ができなかった
- ☐ 18．一時的に時間の感覚が麻痺（まひ）した
- ☐ 19．目の前の問題にしか、考えを集中することができなかった

◇アドバイス◇
自覚した症状が3つ以下であった場合／心理的影響は少ないと思われます。
自覚した症状が4つ以上であった場合／その後の経過に配慮することが望まれます。
自覚した症状が8つ以上であった場合／心理的影響が強く、何らかの対応が必要です。

（作成：消防職員の現場活動に係るストレス対策研究会）

ストレスによる PTSD 予防チェックリスト

B. 隊長による働きかけ

1. デフュージング

著者は過去に救急現場からの帰署途中あるいは帰署後、事務所や食堂で他の隊員や同僚とその事案について話し合ったことで、いくらか気持ちが楽になったことを幾度となく経験した。隊長は、あえてこのような時間を確保して隊員が心に傷を受けていないか確認しておく必要がある。30分程度でも構わないのでできるだけ早い時期にできるだけ落ち着いた場所で自身の隊全員でお互いの気持ちについて話し合う場を設けるよう努めたい。このような対応をデフュージング（defusing：不安を取り除く、緊張をやわらげるなどの意味をもつ）という。隊長によるデフュージングの結果、個人では対応しきれないと思われる場合は後述するデブリーフィングを行う。

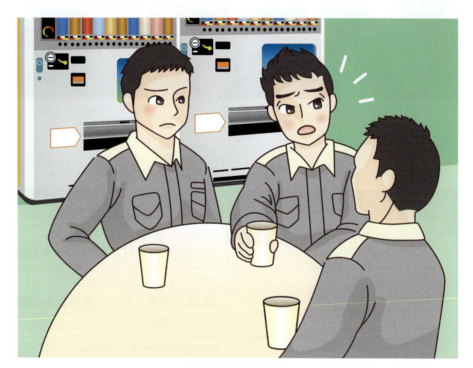

デフュージング

2. デブリーフィング

デブリーフィング（debriefing）は、基本的にはデフュージングと同じ手法であるが、異なるのは心理学の専門家などが参加して、救急現場活動で同じような体験をした職員たちと少人数グループで話し合う点である。できるだけ早期（72時間以内）に実施するのが望ましいといわれているが、これは隊長によるリーダーシップというよりは組織によるマネジメントの要素が大きいといえるだろう。隊長から上司にデブリーフィングが必要なことを相談して、組織的な対応をとってもらうとよいであろう。

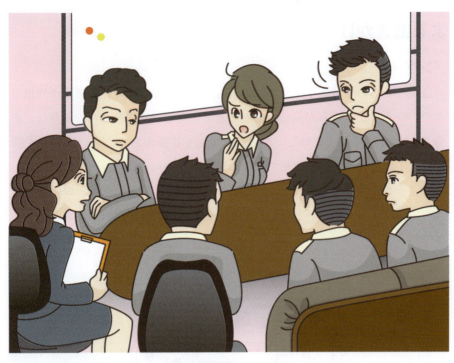

デブリーフィング

デフュージングとデブリーフィングの比較

	デフュージング	デブリーフィング
目　的	自由な会話によるストレスの発散	心理の知識をもった人を主導に、出動した災害現場の活動を討論し、ストレスを緩和する
実施時期	災害から8〜12時間以内 できるだけ早い時期	災害から24〜72時間以内 （事態が終息した後、自分自身の考えを少し整理できたころ）
対　象	同じ部隊の隊員	同じ災害現場で、同程度の心的外傷を受けた隊員
実施者	部隊長	心理・精神保健の専門家
実施時間	1時間以内	1〜2時間

Point！　デフュージング・デブリーフィングの進め方

- 全員参加
- 秘密厳守：ありのまま、感じたままの気持ちを話すため
- メモしない
- 批判しない：他人の意見に反論や批判をしない
- 相互理解：他人の意見を素直に聞く
- 任意発言：発言は強制しない
- 解釈しない：相手の言ったことをそのまま受け入れる
- 休憩しない

3．隊員への働きかけのルール

　隊員が感じたままの気持ちを素直に話して、ストレスを吐き出すことが主な目的なので、隊員の発言に対して反論や指示を出してはいけない。強制して発言させるのではなく、個人の自由を尊重して自発的な発言を促すようする。隊員の話を聞いて、隊長自身の思いを（押し付けるのではなく）話して、お互いの思いを共感する。隊長はこの場で責任を負って、すべてを解決しようと思わなくてもよい。発言をメモなどに書き留める必要もなく、単にふれあいの場と考えて時間を設ける。この時間の後もしばらくは、話し合ったことについて隊員を気にかけるように努める。もし必要ならば心理学の専門家などに委ねることも考えなければならない。

Point !

※隊員の自発的な発言を促し、共感することに努める。

※コラム：デフュージングとデブリーフィング

●デフュージング（Defusing）
　事故・災害の直後またはできるだけ早い時期にお互いの会話を通してストレスを解消させる、または発散させるための手法の1つ。アメリカ、オクラホマシティビル爆破事件後にオクラホマシティ消防局が行い、効果があったといわれている。

●デブリーフィング（Debriefing）
　心理・精神保健の専門家を交えて、事態が終息し自分自身の考えを少し整理できたころ、災害から3日以内に行う。元々は軍隊用語で帰還兵に任務や戦況について質問し報告させた「帰還報告」「状況報告」の意味で使われていた。

おわりに

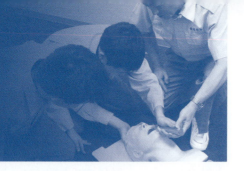

　著者は平成4年4月に消防吏員を拝命し、消防学校へ入校し、同年10月に消防署配属となった。当時、救急救命士制度が発足直後であったことや消防学校初任科教育課程の（鬼）教官が第一期の救急救命士となったことなどの影響を受け、自然に救急救命士の資格を取得したいと思うようになった。

　著者が一般財団法人救急振興財団救急救命九州研修所（エルスタ）に入所することになったのが配属6年後の平成10年10月であった。この間10人の上司が救急救命士となる過程を目の当たりにした。彼ら10人の上司の救急救命士候補はエルスタ入校までの約1年間、第一期救急救命士の救急隊長の指導のもと救急隊員として知識と技術を習得するのが慣例であった（いわゆるOJTである）。同じ隊で若輩救急隊員として救急隊長からOJTを受けていた救急救命士候補の上司をみていた著者は、その上司をとても頼りなく感じていた。しかし、エルスタを修了し救急救命士となった上司はとても強いリーダーシップを持ち備えた救急隊長になって帰ってきたことを思い出す。まさに修羅場を乗り越え、一皮むけたからではないかと、先輩救急救命士と同じ（鬼）隊長とエルスタを乗り越えることができた著者は実感している。

　第一期救急救命士である救急隊長の強いリーダーシップが発揮されたおかげで多くの優秀な救急救命士が輩出された。元職の消防組織は現在でも救急現場活動に対する意識がとても高い。本年3月、第一期救急救命士がその消防生活を定年退職された。今、著者は彼のこれまでの功績を改めて実感している。また著者世代の救急隊長が彼のような強いリーダーシップを持ち備える努力を惜しまないことを切に願う。

　すべては地域住民のために。

　最後に、本書の執筆と刊行を支援して下さったすべての方々に謝意を表します。

　本書の執筆にあたって、機会を与えて下さった広島国際大学保健医療学部安田教授、株式会社へるす出版の佐藤代表取締役社長、斉藤編集部次長、森販売部課長、幾度となく本書の校正を頂いた編集部編集企画課の佐久間氏に深く感謝いたします。

2016年6月

竹井　豊

付録　ケーススタディ

　本付録では、5つの状況からリーダーシップを発揮していくための設問を設け、各設問に対するポイントを本書の参照ページとともに「振り返り」として記した。

　本付録を読者自身がいざ救急隊長になった際、あるいはよりリーダーシップが発揮できる救急隊長を目指す際、隊長としての具体像を把握するために活用してほしい。

- 状況1：はじめての救急隊長

- 状況2：新米隊員の育成

- 状況3：中堅隊員の育成

- 状況4：救急現場活動

- 状況5：惨事ストレス

状況1：はじめての救急隊長

・あなたははじめて救急隊長となることになった
・救急隊長として救急隊をまとめていけるのか不安である

1．隊長としてリーダーシップを発揮するために、どのような資質が求められるか

2．隊長としての人間性を高めるために、どのようなことに心掛けておく必要があるか

3．隊長としてリーダーシップを発揮するために、どのような知識・技能が必要か

4．隊員の信頼を得るために、どのようなことに心掛けておく必要があるか

5．隊員に「ついて行くに値する隊長である」と認識させるため、あなたは何をすればよいか

6．あなたは人間性をどのように高めていくか

7．あなたが「ブレない」一貫性をもった隊長に成長するために、どのようなことが必要か

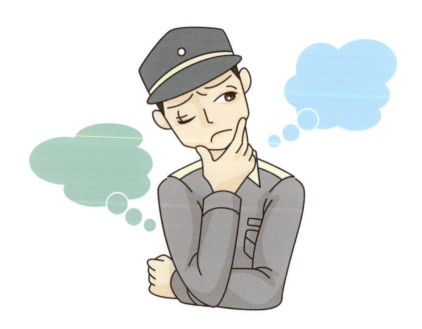

▶振り返り

1. 隊長としてリーダーシップを発揮するために、どのような資質が求められるか
   - 「人間性」「知識・技能」「一貫性」の3つの資質が必要である

     ※参照：第2章B.「ついて行く」に値する隊長の資質　p.11

2. 隊長としての人間性を高めるために、どのようなことに心掛けておく必要があるか
   - 感情に任せて隊員を叱責する、陰口や悪口をいう、嘘をつくなどといった行動をしないように普段から心掛ける

     ※参照：第2章B.「ついて行く」に値する隊長の資質1．人間性　p.11

3. 隊長としてリーダーシップを発揮するために、どのような知識・技能が必要か
   - 救急隊の一員としてのスキルが実施できる能力
   - 状況を正しく認識し分析するための幅広い知識
   - 社会的な一般常識や消防業務全般に関する知識
   - 救急事案を適切に理解するために必要な医学的知識
   - マネジメントの知識

     ※参照：第2章B.「ついて行く」に値する隊長の資質2．知識・技能　p.11

4. 隊員の信頼を得るために、どのようなことに心掛けておく必要があるか
   - 普段からその時々で態度を変えない、どんな人にも同じ姿勢・接し方を保つなどといった「ブレない」一貫性が必要である

     ※参照：第2章B.「ついて行く」に値する隊長の資質3．一貫性　p.11

5. 隊員に「ついて行くに値する隊長である」と認識させるため、あなたは何をすればよいか
   - 「人間性」「知識・技能」「一貫性」を強化・習得、演出・表現する

     ※参照：第2章C.「ついて行く」に値すると認識させるための具体策　p.13

6. あなたは人間性をどのように高めていくか
   - 隊員が隊長に対してどのような人間性を求めているか具体的に把握する
   - 隊員の求めるリーダーたる人間性に沿うように意識して演じ、隊長が変わったと隊員に印象づける

     ※参照：第2章C.「ついて行く」に値すると認識させるための具体策1．人間性　p.13

7. あなたが「ブレない」一貫性をもった隊長に成長するために、どのようなことが必要か
   - 救急現場活動でのさまざまな困難な事案に対する経験を積み重ねること

     ※参照：第2章C.「ついて行く」に値すると認識させるための具体策3．「ブレない」一貫性　p.15

状況2：新米隊員の育成

・あなたの隊に消防3年目で救急課程を修了したばかりのA隊員が新たに加わった
・A隊員は消防隊の経験はあるが救急隊ははじめてである
・A隊員は将来特別救助隊の隊員を目指している

1. あなたはA隊員に対して、救急隊員としての日常業務や救急現場活動に対する意欲を促進させるために、どのような働きかけを行うか

2. 働きかけによるA隊員の気持ちの変化をどのように察知するか

3. A隊員の変化に気づくためにあなたの観察力をどのように養っていくか

4. あなたがA隊員に対して働きかけを行った結果、A隊員の救急現場活動に対する意欲が高まっているように感じた。リーダーシップを発揮させるため、次に何が必要か

5. 効果的にOJTを推進するためにどのような段階を踏む必要があるか

6. 効果的にOJTを実施するために隊長はどのような姿勢で臨まなければならないか

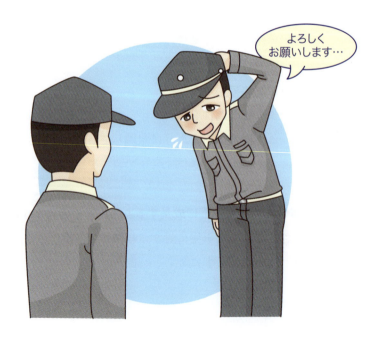

▶振り返り

1. あなたはA隊員に対して、救急隊員としての日常業務や救急現場活動に対する意欲を促進させるために、どのような働きかけを行うか
   - 隊長と隊員間の交流（コミュニケーション）の場を設け、言葉をかけたり態度で示す
   - 隊員自身の体験に即して想像できるように言葉や身振り手振りを交えて、わかりやすく示す

   ※参照：第2章A．プロセス1．働きかけ　p.8

2. 働きかけによるA隊員の気持ちの変化をどのように察知するか
   - 隊員の表情や声のトーン、態度など、見た目の情報から推察する（洞察力）

   ※参照：第2章A．プロセス2．気持ちの変化　p.9

3. A隊員の変化に気づくためにあなたの観察力をどのように養っていくか
   - 相手の気持ちに気を配ることを習慣づけることにより身に付く

   ※参照：第4章D．OJTの実践方法1．OJTの前提　p.31

4. あなたがA隊員に対して働きかけを行った結果、A隊員の救急現場活動に対する意欲が高まっているように感じた。リーダーシップを発揮させるため、次に何が必要か
   - 隊員が何らかの自発的行動に出られるような機会を作る

   ※参照：第2章A．プロセス3．自発的行動　p.9

5. 効果的にOJTを推進するためにどのような段階を踏む必要があるか
   - 第1段階：隊員育成のニーズの把握
   - 第2段階：OJTの目標と方針の設定
   - 第3段階：OJTの実施
   - 第4段階：OJTの振り返り

   ※参照：第4章C．OJTを推進するための4つの段階　p.28

6. 効果的にOJTを実施するために隊長はどのような姿勢で臨まなければならないか
   - 相手の立場に立って隊員一人ひとりをしっかりとみつめ、個人を尊重してOJTを進めていく

   ※参照：第4章D．OJTの実践方法1．OJTの前提　p.31

状況3：中堅隊員の育成

・あなたの隊に新たに消防10年目で救急隊員歴3年のB隊員が加わった
・B隊員はこれまで救急出動件数が少ない消防署で救急隊員として勤務していた
・B隊員は将来救急救命士の資格取得を目指している

1．隊員としての役割には、どのようなことがあげられるか

2．救急現場活動の役割分担を決める場合、何を基準とするか

3．B隊員の救急処置のスキルが十分でない場合、どのように訓練を進めていくか

4．OJTを進めるにあたり、B隊員をどのようにレベルアップさせていけばよいか

5．B隊員のOJTをより効果的に進める方策は

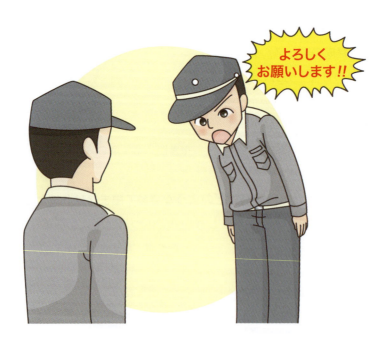

▶振り返り

1. 隊員としての役割には、どのようなことがあげられるか
    - 役割分担についての理解
    - 与えられた役割を責任もって遂行する心構え
    - 資格範囲で認められたスキルの習熟
    - 各種プロトコールへの精通

    ※参照：第3章B．救急隊員の役割　p.20

2. 救急現場活動の役割分担を決める場合、何を基準とするか
    - 個々の技量などを総合的にみて、どの隊員にどこまで任せてよいか判断する

    ※参照：第3章B．救急隊員の役割1．役割分担についての理解　p.20

3. B隊員の救急処置のスキルが十分でない場合、どのように訓練を進めていくか
    - 隊員を信頼し、可能な範囲の責任を負わせ、各隊員が目的意識・責任感をもった状態で訓練に臨ませる
    - 隊員の技量を向上させるために不十分と思われるスキルについて訓練を繰り返し行う

    ※参照：第3章A．救急隊長の役割4．訓練・指導する　p.17

4. OJTを進めるにあたり、B隊員をどのようにレベルアップさせていけばよいか
    - 「叱る」「褒める」を使い分けながら「ティーチング」から「コーチング」、さらに「仕事を任せる」へと移行させていく

    ※参照：第4章E．OJTをより効果的に進める方策1．隊員の経験にあわせたOJT　p.38

5. B隊員のOJTをより効果的に進める方策は
    - B隊員は中堅隊員に位置するといえる。中堅隊員には、実働部隊の中軸として、仕事を円滑に回していくよう指導していく
    - 意識して困難な業務を任せ、なるべく独力で完結させることで、自信をもてるようにする
    - 新任・若手隊員の育成や係のリーダー的な役割を与え、将来の隊長に成長するための指導育成能力を養わせる

    ※参照：第4章E．OJTをより効果的に進める方策1．隊員の経験にあわせたOJT　p.38

状況４：救急現場活動

- あなたは心肺機能停止事案に救急出場した
- 救急隊員歴３年のＣ隊員は、あなたの気管挿管操作の介助をするため訓練を重ねてきた
- Ｃ隊員は救急現場活動で気管挿管操作の介助を行ったことがない

1．現場到着までの間、隊員に気遣うことはあるか

2．救急現場活動においてＣ隊員があなたの気管挿管操作の介助をする際、どのように接するか

3．帰署後、Ｃ隊員に伝えるべきことはあるか

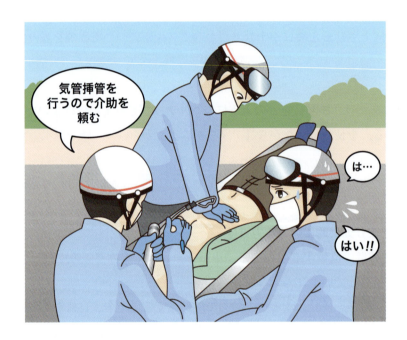

▶振り返り

1. 現場到着までの間、隊員に気遣うことはあるか
   - 隊員は不安な気持ちを感じている可能性があり、できるだけ落ち着いた口調で活動方針について簡単に打ち合わせを行う
   - 隊員を鼓舞し、士気を高める

   ※参照：第3章 A. 救急隊長の役割1. 隊の士気を高め統率する　p.16

2. 救急現場活動においてC隊員があなたの気管挿管操作の介助をする際、どのように接するか
   - 隊員が緊張していないか、動揺していないか注意を払い、できるだけ冷静に穏やかに指示する
   - 隊員に対して罵声を浴びせたり、実施中の行為を遮ったりしない

   ※参照：第3章 A. 救急隊長の役割2. 隊員の活動を監視する　p.16

3. 帰署後、C隊員に伝えるべきことはあるか
   - 症例について体系的に整理して伝え、隊員への理解を促す
   - C隊員が実施した気管挿管操作の介助スキルについてフィードバックする

   ※参照：第3章 A. 救急隊長の役割5. 理解を促す　p.18

状況5：惨事ストレス

- あなたは40代女性傷病者の心肺機能停止事案に救急出場した
- D隊員は心肺機能停止事案がはじめてであった
- D隊員は焦るばかりで思うように活動ができなかった
- 傷病者の心拍は再開したがその後亡くなった

1．惨事ストレスを起こしやすい状況として、どのような状況があるか

2．惨事ストレス発生の過程には、どのようなタイプがあるのか

3．あなたは帰署後、隊員に対してどのような働きかけを行うか

4．隊長はデフュージングにおいてどのようなことに心掛ける必要があるか

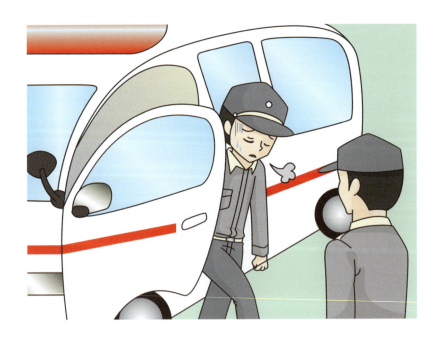

▶振り返り

1. 惨事ストレスを起こしやすい状況として、どのような状況があるか
   - 悲惨な外傷を負った傷病者であった
   - 子どもの事故や心肺機能停止事案であった
   - 傷病者が身内や同僚であった
   - 自身が十分な活動を行えなかった
   - 活動に対して非難を受けた

   ※参照：第5章 A. 惨事ストレスとは 1. 惨事ストレスを引き起こすような原因や引き起こしやすい状況　p.42

2. 惨事ストレス発生の過程には、どのようなタイプがあるか
   - 急性型：活動直後から何らかの症状として現れ、時間とともに治まる
   - 慢性型：症状が長く続く
   - 遅発型：活動後、半年程度を過ぎてから症状が現れる

   ※参照：第5章 A. 惨事ストレスとは 2. 惨事ストレス反応の過程　p.42

3. あなたは帰署後、隊員に対してどのような働きかけを行うか
   - できるだけ早い時期にできるだけ落ち着いた場所で自身の隊全員でお互いの気持ちについて話し合う場を設ける（デフュージング）
   - 隊長個人では対応しきれないと思われる場合は専門家を交えてデブリーフィングを行う

   ※参照：第5章 B. 隊長による働きかけ　p.45

4. 隊長はデフュージングにおいてどのようなことに心掛ける必要があるか
   - ありのまま、感じたままの気持ちを話せるように秘密を厳守する
   - メモしない
   - 他人の意見に反論や批判をしない
   - 他人の意見を素直に聞く
   - 発言は強制しない
   - 相手の言ったことをそのまま受け入れ、自身の解釈はしない
   - 休憩しない

   ※参照：第5章 B. 隊長による働きかけ　p.45

監修者略歴

安田　康晴　広島国際大学保健医療学部医療技術学科教授

1963年　島根県生まれ
1985年　出雲市外4町広域消防組合消防本部（現出雲市消防本部）採用
1993年　救急救命士資格取得
2005年　島根県消防学校教官
2006年　国士舘大学体育学部スポーツ医科学科講師
2009年　京都橘大学現代ビジネス学部現代マネジメント学科救急救命コース准教授
2013年より現職　博士（学術）

日本臨床救急医学会評議員
日本集団災害医学会評議員
救急救命士国家試験のあり方等に関する検討会委員
救急救命士国家試験出題基準委員会委員
救急救命士試験作成委員　など

著者略歴

竹井　豊　広島国際大学保健医療学部医療技術学科准教授

1971年　石川県生まれ
1992年　松任石川広域事務組合消防本部（現白山野々市広域消防本部）採用
1999年　救急救命士資格取得
2006年　石川県総務部危機管理監室消防保安課航空消防防災グループ（消防防災航空隊）兼任
2008年　国立大学法人金沢大学大学院医学系研究科医科学専攻修士課程修了
　　　　学位：修士（医科学）
2012年　国立大学法人金沢大学大学院医学系研究科循環医科学専攻博士課程修了
　　　　学位：博士（医学）
2013年　国立大学法人金沢大学医薬保健研究域医学系協力研究員（血液情報発信学）
2013年より現職

| JCOPY | 〈(社)出版者著作権管理機構 委託出版物〉 |

本書の無断複写は著作権法上での例外を除き禁じられています。
複写される場合は，そのつど事前に，下記の許諾を得てください。
(社)出版者著作権管理機構
TEL. 03-5244-5088　FAX. 03-5244-5089　e-mail：info@jcopy.or.jp

救急現場活動シリーズ・5
リーダーシップと救急隊長の役割

定価（本体価格 2,000 円＋税）

2016 年 7 月 20 日　第 1 版第 1 刷発行
2024 年 12 月 27 日　第 1 版第 2 刷発行

監　修　安田　康晴
著　者　竹井　豊
発行者　長谷川　潤
発行所　株式会社 へるす出版
　　　　〒164-0001　東京都中野区中野 2-2-3
　　　　電話　(03) 3384-8035 (販売)　(03) 3384-8155 (編集)
　　　　振替 00180-7-175971
　　　　http://www.herusu-shuppan.co.jp
印刷所　広研印刷株式会社

©2016 Printed in Japan　　〈検印省略〉
乱丁，落丁の際はお取り替えいたします。
ISBN978-4-89269-846-0